Chong-Mi Müller

Tao der inneren Stärke

Forum Gesundheit

Herausgegeben von Andreas Beutel

Chong-Mi Müller

Tao der inneren Stärke

Brief an meine 10tausend Kinder

Foitzick Verlag
München

Die Deutsche Bibliothek – CIP-Einheitsaufnahme

Tao der inneren Stärke : Brief an meine 10tausend Kinder
Chong-Mi Müller. – München : Foitzick, 2000
(Forum Gesundheit)
ISBN 3-929338-08-4

Lektorat: Birgit Baader
Layout und Satz: paper-back gbr, München
Umschlag: paper-back gbr, München
Druck und Bindung: WB-Druck GmbH & Co. Buchproduktions KG, Aggensteinstr. 6–8, D-87669 Rieden am Forggensee

ISBN 3-929338-08-4
1. Auflage 2000 Foitzick Verlag, München

Inhaltsverzeichnis

Einführung 7

Die Wege des Lernens 12

Körper, Seele und Geist 21

Chi – die alles durchflutende
Lebensenergie 50

„Yin und Yang“ –
die Einheit in der Dualität 57

Heilt Euch selbst 68

Die innere Arbeit 79

Die äußere Arbeit 91

Die Sache mit Gott 103

Der Tod – die größte Transformation 114

Das Lebensziel 126

Schlussbemerkung 133

Anhang 134

Danke

Dieses Buch wäre ohne die Inspiration meines Lehrers Mantak Chia nicht zustande gekommen. Und ich möchte auch denen meinen besonderen Dank aussprechen, die mich dabei unterstützt haben, den geistigen Inhalt zu Papier zu bringen:

Meiner Lektorin Birgit Baader, die mich mit Geduld gehindert hat, an der deutschen Sprache zu straucheln, Christoph Halbe und Heidi Huber, die den Text mit wertvollen Anregungen bereicherten und nicht zuletzt meinem lieben Mann für die konstruktive Unterstützung und die Entlastung von anderen Arbeiten, ohne die ich die Ruhe nicht hätte aufbringen können.

Gewidmet sei dieses Buch nicht nur meinen „10tausend Kindern“, sondern auch unseren beiden Söhnen Michael und Thomas.

마음

Koreanisch: Ma-Um = Maum

Einführung

Diese vorliegende Schrift ist ein Brief – ein Brief von meinem tiefsten innersten „Maum" an Euch, meine 10tausend Kinder. Maum ist koreanisch und bedeutet in etwa „der bewusste innere Seinszustand". Es drückt den persönlichen Charakter und inneren Entwicklungszustand des Menschen aus. Man spricht in Korea etwa auch von der „Bildung des Maums". Ein gutes Maum kann angeboren sein, aber auch erlernt und trainiert werden. Die Qualität des Maums ist von der Schulbildung gänzlich unabhängig.

Seit ich denken kann, war ich ein krankes und zerbrechliches Kind. Ich befreite mich des öfteren von den Zwängen des körperlichen Daseins und schlüpfte aus dem Körper. Oh, wie leicht war es herumzufliegen! Mein Maum war dann ganz und gar in seinem Element.

Jedes Mal aber, wenn ich meinen Körper verließ, holten mich meine Eltern mit allen Mitteln und Mühen wieder zurück. Mein Vater war ein sehr tüchtiger Arzt, so konnte er sein kleines schwaches Töchterlein immer wieder auf die Seite des Lebens retten. Das Zurückkehren in den Körper war für mich jedoch jedes Mal sehr schmerzhaft, so dass ich gleich wieder gehen wollte. Ich konnte nicht verstehen, warum man mich nicht einfach gehen ließ. Oft empfand ich meinen Körper als lästig. Ich fühlte Schwere und Enge in ihm. Manche von Euch kennen sicher solche und ähnliche Empfindungen. In dieser frühkindlichen Zeit soll ich oft geweint und „Lasst mich allein“ geschrien haben. Obwohl mein Vater stolz auf mich war und mich so sehr liebte, war mein Maum voller Vorwürfe. Ich fand alles lästig und sehnte mich nach Ferne und Weite. Die Welt erschien mir so unwirklich, selbst meine Eltern und Geschwister kamen mir überflüssig und fremd vor und ich war einsam und isoliert. Selbst in meiner Jugend war ich kränklich, wurde von allen möglichen Sportarten und sonstigen körperlichen Belastungen ferngehalten. Durch meine Introvertiertheit hatte ich kaum einen Freund. Meine Hauptbeschäftigungen waren daher Beobachten, Fühlen, Lesen oder Grübeln. Ich beurteilte alles recht scharfsinnig, war altklug. Mein Leben und das der anderen um mich herum erlebte ich sehr intensiv und nahm alle Dinge zugleich körperlich, geistig und seelisch wahr. Meine hartnäckigen und wiederholten Versuche, mich von jeglichen Zwängen zu befreien, machten mich rebellisch. So stellte ich mich immer wieder ungeschickt an und beging mancherlei Dummheit.

Nun habe ich 60 Jahre lang gelebt und dabei haben sich Erfahrungen angesammelt, die ich gerne mit Euch teilen möchte. Ich habe taoistische Körperübungen und Meditationstechniken gelernt und unermüdlich geübt. So konnte ich mich mit der Zeit selbst von vielen Krankheiten und so manch anderen lästigen Zwängen befreien. Heute fühle ich mich gesund und innerlich stark, stehe mit beiden Beinen auf der Erde. Mein Kindheitstraum hat sich realisiert. Ich habe gelernt, im Jetzt und Hier zu leben und zugleich auch frei zu sein. Dadurch spüre ich meine innere Stärke und mein inneres Selbstvertrauen. Wenn ich ganz in meinem Maum bin, fühle ich mich groß und kräftig und bin großzügig. Manche Schwierigkeiten erscheinen mir in solchen Augenblicken selbstverständlich und sogar lustig. Ich kann die harten Realitäten aus einem gewissen Abstand betrachten – was mir früher nie gelang. Ich kann über meine eigenen Dummheiten lachen und die anderer besser dulden. Meine äußere Lebenssituation hat sich kaum verändert, doch lebe ich glücklicher und fröhlicher.

Neben Hausfrau, Ehefrau und Mutter von zwei Söhnen bin ich seit vielen Jahren Heilpraktikerin und Tao-Lehrerin. Ich versuche, diesen selbst gewählten Aufgaben nach meinen besten Möglichkeiten gerecht zu werden. So reise ich durch die ganze Welt und begegne Menschen, erlebe und lerne weiter. Dabei treffe ich immer wieder auf Menschen, die in ihrer eigenen Gefangenschaft leben und leiden. Ich schaue sie an und nehme wahr, wie sehr es mich mit tiefer

Dankbarkeit erfüllt, frei zu sein. Mein großes inneres Anliegen ist es daher, möglichst viele Menschen dabei zu unterstützen, sich von persönlichen Zwängen zu befreien und ein eigenverantwortliches Leben zu führen. Ich möchte diejenigen, die noch orientierungslos umhersuchen und verzweifelt sind, trösten und stärken, damit sie nicht aufhören, ihren Weg zu sich selbst zu finden. Ich möchte denjenigen, die krank und hilflos sind, Kraft und Einsicht spenden, damit sie lernen, auf sich zu vertrauen, um sich selbst heilen und entwickeln zu können. Und ich möchte auch diejenigen, die sich verschließen, die noch nicht bereit sind, eigene innere Arbeit zu leisten und sie für nicht nötig halten, bitten, nicht über die anderen zu lästern oder sie gar zu verurteilen. Daher schreibe ich diesen langen Brief an Euch alle.

Wenn wir uns selbst erkennen, unsere Einstellungen zu uns und zum Leben korrigieren, können wir innere Stärke erwerben. Wenn wir wahre innere Stärke erwerben, können wir aufrichtig denken und handeln und stehen besser im Leben. Innere Kraft ist nötig, um Korrekturen an uns und an unserem Lebensstil vornehmen und aktiv handeln zu können. Denken wir daher groß und weiträumig über unser Leben und sehen es in neuen Dimensionen. Etwas überwinden heißt auch, es ertragen. Nicht wegdrängen, sondern sich damit auseinandersetzen, sich hindurchwinden, es tragen und verarbeiten. Wir können großartige Meister und Meisterinnen sein und unsere Welt ins Licht führen.

Einander respektieren, einander vertrauen und sich gegenseitig lieben – wie fantastisch muss es sein, einmal in solch einer geheilten Welt zu leben! Wahre Meister/innen über sich selbst haben einen weiten Weg vor sich. Das Tao (der Weg) kennt keine Endgültigkeit.

Meine lieben 10tausend Kinder, dieser Brief soll Euch anregen und motivieren, Euer eigenes Leben sinnvoll zu gestalten und freudig und heiter zu meistern.

In Liebe
Eure Chong-Mi
im Mai 2000

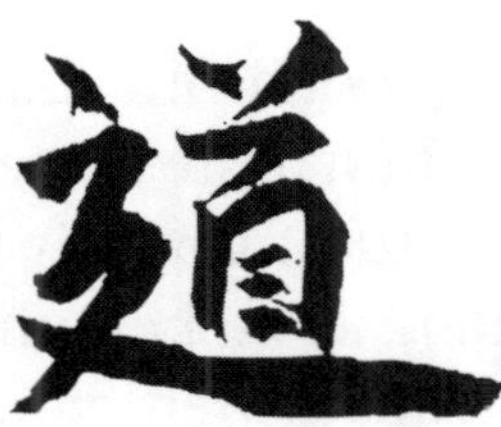

Chinesisch: Tao = der Weg

Die Wege des Lernens

Müssen wir leiden, um zu lernen?

Wer hat keine Leidenserfahrung? Schon als kleine Kinder lernen wir, dass unsere Lernerfolge oft mit Leid verbunden sind, z.B. wenn wir beim Laufen lernen mal wieder auf die Nase fallen. Sind wir jedoch durch das Leiden hindurchgegangen, haben wir es zugelassen und überwunden, dann sind wir in unserer Entwicklung weitergekommen. Diejenigen unter uns, die viel durchlitten haben, wirken oft erwachsener, reifer und abgeklärter.

Leiden dient jedoch nur dann der Entwicklung, wenn es bewusst angenommen und durchlebt wird. Verdrängen wir unsere Schmerzen und versuchen, sie zu betäuben, können wir keinen „Nutzen" aus ihnen ziehen – und müssen oft noch viel größeres Leid erfahren, bis wir endlich unsere Lektion lernen. Wenn ein Kind hinfällt, gibt es seiner Wut und seinem Schmerz über das eigene Unvermögen Ausdruck. Es tobt und schreit vielleicht, dann steht es wieder auf, erlebt seinen Schmerz bewusst und versucht, seine Aufgabe erneut zu bewältigen. Diese Form von Leiden kann uns auf Dinge aufmerksam machen, die für unsere Entwicklung wichtig sind und die wir ohne Leid nicht bemerkt hätten. Haben wir dann etwas verarbeitet, heißt das natürlich nicht, dass wir nie mehr leiden werden. Aber dort, wo wir uns unseren Schmerz einmal bewusst gemacht haben und die Verarbeitung gelungen ist, brauchen/müssen wir nicht mehr leiden.

Man kann allerdings auch ganz und gar sinnlos Leid erfahren. Manche Menschen lassen die leidvolle Erfahrung nicht wirklich an sich heran. Sie beklagen die schlimmen „äußeren Umstände" und bekämpfen sie. Ihr Leid wiederholt sich dann immer wieder und wird ein Dauerzustand. Dadurch werden die Betroffenen hart und abwehrend und nehmen sich so die Möglichkeit, offen gegenüber sich selbst zu sein und aus ihren Erfahrungen zu lernen. Solche Menschen geben sich oft sehr dominant und wichtigtuerisch, während sie gleichzeitig über ihr leidvolles Leben jammern und sich als Opfer darstellen. Um diese Haltung zu untermalen, können sie entweder übermäßig aktiv oder auch extrem passiv sein. Das ist nichts als ein Alibi, eine Ausweichmöglichkeit, um ihr Gewissen zu beruhigen und das Leid als notwendiges Übel darzustellen, anstatt sich ihm zu öffnen und seine Lektionen anzunehmen.

Um sich nicht mit sich selbst konfrontieren zu müssen, verurteilen Menschen oft Dinge bei anderen, die sie bei sich nicht sehen wollen –

nicht merkend, dass sie eigentlich über sich selbst urteilen: „Der Bengel macht immer wieder die gleichen Fehler und fällt immer wieder auf die Nase“, klagt der Vater, der sich seiner Alkoholsucht nicht stellt. Eine alte Volksweisheit sagt: „Wer sich alles ersparen will, dem bleibt nichts erspart! Aber auch dem, der sich nichts ersparen will, bleibt nichts erspart!“ Letzterer tut sich aber vielleicht leichter, denn er erwartet keine Schonung durch das Schicksal, sondern ist bereit, sein Leid offen anzuschauen und anzunehmen.

Ich denke, das Ausmaß unserer Leiden bestimmen wir weitgehend selbst – bewusst oder unbewusst. Manche von uns brauchen vielleicht eine „richtige Tracht Prügel“, bevor sie sich bequemen, sich auf sich selbst zu besinnen. Die Prügel sind aber nur dann notwendig, wenn wir vorher hierzu nicht bereit waren. Wie oft wehren wir uns großspurig und überheblich gegen eine wirkliche Auseinandersetzung mit uns selbst und schieben die Verantwortung nach außen ab? Wir haben so viele Ausreden: „Das ist geerbt, da ist nichts zu machen“, „Die Umwelt ist schuld daran“, „Ich bin nun mal in diese widrigen Umstände hineingeboren“, „Ich hatte eine unglükkliche Kindheit, da kann ich nichts dafür, „Ich habe nichts gemacht“, „Warum immer ich?“ usw. Wir beschweren uns laut und klagen an, werden protestierende Opfer oder verhärten uns in unseren Rollen und erwarten, dass andere unsere Angelegenheiten wieder in Ordnung bringen.

Wenn wir uns aber stattdessen unserem Leid zuwenden, können wir dadurch erwachen, uns heilen und somit ein Stück weiter kommen auf unserem Weg zu uns selbst – dann lernen wir aus der Lebenslektion und das Leid erfüllt seinen Sinn.

Die drei Wege des Lernens

„Zuerst lernt ein Mensch, indem er andere nachahmt – das ist der leichteste Weg zu lernen. Am Lebensanfang lernt ein Mensch auf diese Weise. Als nächstes lernt man, indem man eigene negative Erfahrungen sammelt – dieser Weg ist der schmerzlichste Weg und mit Leiden verbunden. Die meisten Menschen verbringen die meiste Zeit ihres Lebens damit, auf diese Weise zu lernen. Drittens lernt man, indem man nachdenkt und durch die Erfahrungen der anderen wächst – dieser Weg ist der weiseste und sanfteste Weg zu lernen. Nur wenige lernen auf diese Weise, viele erst im Alter. Ein Mensch lernt in verschiedenen Lebensabschnitten überwiegend in der einen oder anderen Art. Klug wäre es jedoch, zu jeder Zeit so zu lernen, indem man alle drei Arten benutzt."

(Konfuzius)

Demnach ist es also nicht verkehrt, sondern oft einfach nötig für die menschliche Entwicklung, dass ein Mensch lernt, indem er Leiden erfährt. Es kommt jedoch auf jeden einzelnen an, wie lange, wie schwer und welche Art von Leiden er über sich ergehen lassen muss, um zu lernen. Oft gehen wir richtige Leidenswege. Allzu leicht tauchen dann die Begriffe Karma oder Schicksal auf. Wir sehen uns als Opfer unserer Vergangenheit und fügen uns in unser Leid. Selbst Gott (oder eine andere äußere Autorität) muss für unsere passive Duldsamkeit herhalten, wenn wir uns unter dem Deckmantel von Demut vernichtend klein machen und auf ‚Gnade und Erlösung' hoffen. Mit so einer Haltung begeben wir uns jedoch freiwillig in die Armesünder-Rolle.

Leid annehmen heißt nicht, es passiv zu ertragen und sich ihm auszuliefern! Damit rauben wir unseren Schmerzen ihren Sinn! Anstatt uns selbst und unseren Gefühlen zu begegnen und uns zu entwickeln, wählen wir lieber den – oft bequemeren – Weg der Abhängigkeit von äußeren Gegebenheiten, ohne sie als das zu erkennen, was sie sein sollten: Hinweisschilder für unseren Weg zu uns selbst.

Unsere Gegenwart wird unsere Vergangenheit, daher ist es äußerst wichtig, auf das JETZT zu achten.

Die Taoisten sagen: „Du kannst mit den Sternen verhandeln, also kannst du auch dein Schicksal selbst in die Hand nehmen."

Dazu möchte ich Euch ermuntern – damit all die vielen kleinen und großen Schmerzen, die wir erleiden, Sinn machen.

Der Wert des Leidens

Es waren einmal zwei Freundinnen. Freundin A war in allen Lebensbereichen besser dran. Sie war auch fleißig und betrieb Sport für ihre Gesundheit. Hin und wieder stichelte sie ihre Freundin B, dass diese eine Stubenhockerin sei und dass Gesundheit nicht vom Lesen komme. Eines Tages fiel die Freundin A bei ihrem morgendlichen Joggen und verletzte sich dabei ihr Knie ziemlich stark, so dass sie ins Krankenhaus musste. Da reagierte Freundin B mit den Worten: „Da kannst Du mal sehen, Du mit Deiner ollen Joggerei!“. Freundin A wurde natürlich sauer und die beiden stritten heftig. Wie es der Zufall wollte, heilte die Wunde nicht, sondern fing an, sich zu entzünden. Freundin A plagte sich mit Schmerzen und konnte nicht laufen. Die Situation wurde immer schlimmer, bis sie schließlich an diesem Knie operiert werden musste. Freundin B fühlte sich nun schuldig dafür, dass sie ihrer Freundin gegenüber nicht nur schadenfroh gewesen war und Rachegefühle hegte, sondern sie auch noch verwünscht hatte.

Wir alle erhalten – je nach Situation und Lebensbedingungen – unsere Lernaufgaben. Jeder reagiert darauf nach seinen Möglichkeiten und Fähigkeiten. Wir verletzen andere und werden selbst von anderen verletzt; wir werden krank, verunglücken, machen selbst Fehler und leiden manchmal unter den anderen. Niemand ist frei davon! Daher wäre es schön, wenn wir sowohl mit uns selbst als auch mit den anderen nachsichtig umgingen, das heißt unseren und ihren Fehlern, Schwächen und Verletzungen freundschaftlich begegneten. Schauen wir sie genau an und versuchen wir zu erkunden, was sie uns deutlich machen wollen! Wenn wir unsere Fehler erkennen und eingestehen, bedeutet das eine große Entwicklungschance.

Wir ernten die Früchte unserer Vergangenheit und säen gleichzeitig neue Samen. Denn während wir unsere Probleme lösen und unsere Entscheidungen und Richtlinien neu überdenken, setzen wir positive Energien frei.

Seid Euer eigener Meister

Auf dem spirituellen Weg lernt man, zunächst wie in allen übrigen Bereichen des Lebens, indem man andere nachahmt. Dann macht man eigene Erfahrungen und verarbeitet sie, und in einer weiteren Phase ist man fähig, durch Analysieren und Beobachten der Umgebung vorwärts zu kommen; die im Außen wahrgenommenen Erkenntnisse werden verinnerlicht und zur eigenen Handlungsgrundlage gemacht. Im Laufe der Evolution haben wir Menschen viele Lebenserfahrungen in uns gespeichert. So trägt zum Beispiel jeder einen Sinn für Aufrichtigkeit in sich. An diesem Sinn orientieren wir uns auf unserem Lebensweg. Lasst mich diese innere Ausrichtung „die innere Stimme" oder Intuition nennen. Je mehr man sich selbst vertraut, sich seiner selbst bewusst ist, desto klarer und deutlicher wird die innere Stimme, und je mehr man ihr folgt, desto stärker sprudelt die Quelle – die energetische Ausrichtung und der Ursprung unseres Lebensweges.

Es hat wenig Sinn, nur Methoden zu erlernen und sie zu üben. Wünschenswert ist vielmehr, das Ziel der jeweiligen Übung, die dahinterstehende Absicht zu begreifen und sie in Bezug zu den eigenen Belangen zu setzen! Ich möchte Euch das an einem Beispiel veranschaulichen: Der Meister macht etwas vor, seine Schüler folgen. Bis dahin ist alles in Ordnung. Die häufigste Frage an den Lehrer lautet dann: „Wie oft und wie lange soll ich üben?“ – „Dreimal täglich eine Viertelstunde“, ist vielleicht die Antwort. Der Schüler gibt sich damit zufrieden und schreibt auf: „Dreimal täglich eine Viertelstunde üben.“ Ein typischer Dialog zwischen Meister und Schüler, und doch hat der Meister seinem Schüler den ersten Schritt in die Selbständigkeit abgenommen. Dass der Schüler so fragt, kann man verstehen, aber die Antwort des Meisters unterstützt die Unselbständigkeit des Schülers. Mit solch einer Antwort bindet dieser Meister den Schüler an sich und hält ihn weiterhin unter seinen „gütigen Fittichen“. Es wäre sinnvoller, wenn er erwidern würde: „Finde selbst heraus, welches Übungsmaß Dir gut tut“. „Jeder ist seines Glückes Schmied“, daher dürfen wir auch bei unserem Lernen selbständig sein und entscheiden, was, wo und wie viel für uns persönlich gut ist. Das kann uns niemand abnehmen – und wir dürfen es uns auch nicht abnehmen lassen. Dann kommen wir wirklich weiter.

Vielleicht fragt Ihr Euch nun, warum Ihr Euch nicht mit großen Lehrern identifizieren, ihnen vertrauen und nacheifern sollt? Das alles ist in Ordnung, solange Ihr Euch und Eure individuellen Belange dabei nicht aus den Augen verliert. Ihr tut gut, Euren eigenen Heilungsweg zu gehen, nur Ihr könnt ihn für Euch selbst finden. Natürlich dürft Ihr Euch Anregungen bei anderen holen, Euch inspirieren lassen – achtet dabei aber immer auf Euch und Euren eigenen „inneren" Meister und beobachtet genau, wie irgendwelche Lehren oder Übungen auf Euch wirken. Eine aufrechte Beziehung zwischen Meister und Schüler bedarf des gegenseitigen Respektes wie alle anderen zwischenmenschlichen Beziehungen auch.

Meine lieben 10tausend Kinder, wir sind nicht über oder unter jemandem. Wir sind unsere eigenen Meister. Selbständig und frei.

Körper, Seele und Geist

Eine Definition der „Dreiheit"

Körper, Seele und Geist bilden eine unteilbare Einheit des menschlichen Wesens. Sie sind miteinander verflochten und unterstützen sich gegenseitig, damit wir unser Leben organisieren und meistern können.

Unter Geist verstehe ich den Verstand, die Erinnerung und das Denken. Er ist das steuernde, organisierende, kombinierende, rationale Wesen in uns und erteilt dem Körper Befehle, die dieser ausführt. Der Körper meldet seinerseits dem Geist seine Bedürfnisse, der ihm dann eine Erlaubnis oder ein Verbot erteilt. Oberflächlich betrachtet könnte man denken, der Körper sei der Unterlegene und der Geist habe die Oberhand. Doch nur durch den Körper ist der Geist sichtbar und kann sich nach außen hin manifestieren. Der Körper ist sozusagen ein sichtbarer, zu fester Form gewordener Geist.

Die Seele ist das Urwesen in uns. Unsere Gefühlswelt entspringt der Seele und unser Maum zum größten Teil auch. Sie ist ein eigenes Wesen, die Trägerin unserer Spiritualität und sehnt sich nach Glück, Frieden und Freiheit und nach ihrem Ursprung. Beschäftigung mit unserer Spiritualität bedeutet Entwicklung der Seele. Für die Seele gibt es keinen Tod wie für unseren Körper, sondern nur diesseitiges und jenseitiges Leben. Der körperliche Tod kann für die Seele traurig sein, wenn sie während der Lebensperiode ihr Lernziel nicht erreichen konnte. Ansonsten ist der Tod für sie eine Ruhepause wie für den Körper das Schlafengehen am Abend.

Im Körper hat die Seele die beste Möglichkeit, sich zu entwickeln. Deswegen ist unser Leben so kostbar und eine große Chance für die Spiritualität. Die Seele entwickelt sich im Laufe des Lebens mit Hilfe des Körpers und unter Regie des Geistes. Sie macht während ihres körperlichen Daseins verschiedene notwendige Erfahrungen, um am Ende ihrer Entwicklung tiefe, bedingungslose Liebe zu erleben und zur Reinheit ihrer Kräfte zu gelangen.

Einen gütigen und liebenswürdigen Menschen erkennt jeder. Bei ihm fühlen wir uns wohl und angenehm. Wir sagen dann: „Er/Sie ist eine Seele von Mensch.“ Bei einem erleuchteten Menschen steigert sich dieses Wohlgefühl noch, berührt direkt unser Herz. Solche Menschen besitzen eine sehr weit entwickelte, erfahrene Seele von hoher und reiner Qualität. Ihre seelische Schwingung ist stark und beeindruckend. Jeder kann das nachempfinden und erkennen, ohne zu sprechen. Man redet oft von der Ausstrahlung eines Menschen. Diese Ausstrahlung kommt von seiner Seelenkraft. Das Maum wird warm und reich, erfüllt von einem umfassenden Glücksgefühl. Wir fühlen uns großartig und frei und können alle Dinge aus einem größeren Blickwinkel betrachten. Unsere Mitmenschen verlieren ihre Bedrohlichkeit und wir begegnen ihnen mit mehr Liebe und Verständnis. Lästige Arbeiten werden selbstverständlich und leicht.

Dieser seelische Zustand ähnelt dem tiefen Verliebtsein und erzeugt ein völlig freies Lebensgefühl. Im Gegensatz dazu ist seine Schwingung jedoch nicht überschwänglich und hitzig, sondern tief innerlich, gesetzt, selbstverständlich und nicht abhängig von äußeren Umständen. Ich nenne diesen Zustand gewöhnlich das „reine Maum".

Sich um die Entwicklung seiner Seele zu einer solchen Bewusstseinsstufe hin zu bemühen, heißt, auf dem spirituellen Pfad zu sein. Wir alle sehnen uns nach dieser tiefen Glückseligkeit. Sie ist ein vorläufiges Ziel aller Menschen: Das „reine Maum", die bedingungslose, freie Liebe. Wenn die Seele sich weit genug entwickelt hat, kann sie schließlich zu ihrem Ursprung zurückkehren. Dann ist sie wirklich frei und glückselig. So haben wir alle ein gemeinsames Ziel! Nur der Weg dorthin ist für jeden von uns unterschiedlich.

Die Taoisten[1] sagen, die Seele lebe hauptsächlich in den Organen Herz, Leber, Nieren, Milz und Lunge. Deshalb fördern sie positive

Impulse wie Liebe, Glückseligkeit und andere tugendhafte Kräfte und vermeiden negative Reize – schlechte Emotionen beispielsweise –, die den Körper fest und hart und somit entwicklungsunfähig machen. Emotionen und Gefühle, der so genannte „siebte Sinn", Ahnungen, Intuition oder die „innere Stimme" sind Signale unserer Seele, deren Zustand und Qualität sich in den Organen widerspiegelt.

Die Weiterentwicklung der Seele liegt in unserer Natur. Sie verläuft jedoch oft nicht ohne Störung. Ist beispielsweise der Geist zu stark am Wettbewerb orientiert, überfordert er den Körper! Wenn er andererseits zu stark auf Bequemlichkeit ausgerichtet ist, wird der Körper nicht genügend gefordert und zu träge. In beiden Fällen leidet die Seele, da das harmonische Gleichgewicht fehlt und sie sich nicht ihrer Bestimmung gemäß entfalten kann. Sie reagiert dann durch körperliche Signale und/oder durch unsere Emotionen. Es entstehen Gefühle wie „schlechtes Gewissen", „Kloß-Gefühl" im Hals oder Nackensteifheit, etwas „schlägt uns auf den Magen", „geht uns an die Nieren", „unsere Galle kocht über", wir haben „die Nase voll", „die Last auf den Schultern ist uns zu schwer" usw.

Es ist deshalb wichtig, ein emotionales Gleichgewicht zu pflegen, denn unsere Organe produzieren auch positive Emotionen. In der Leber entstehen Freundlichkeit und Lebendigkeit, in den Nieren Sanftmut und Güte, im Herzen Fröhlichkeit, in der Lunge Rechtschaffenheit und in der Milz Ausgeglichenheit. Um unsere eigenen Organe zu verstehen, brauchen wir jedoch nicht gleich ein Medizinstudium zu absolvieren, sondern jeder kann seinen Körper mit etwas Interesse selbst fühlen lernen. Nehmt Euch einen guten, anschaulichen Anatomieatlas zur Hand, damit Ihr Euch ein Bild von Eurem „Innenleben" machen könnt. Das ist sehr hilfreich, um einen besseren Kontakt zu Euren Organen – und somit zu Euch selbst – zu bekommen.

Was macht uns wirklich krank?

Gewöhnlich achten wir nur auf die äußeren krankmachenden Faktoren. Unser Umfeld, schlechte Arbeitsbedingungen, Umweltgifte, Stress, Infektionen und dergleichen. Das, was uns wirklich krank werden lässt, liegt jedoch in unserem eigenen Wesen begründet! Wenn ein Mensch genügend innere Harmonie besitzt, in seiner Mitte ruht, wirken automatisch auch seine Schutz- und Heilmechanismen und er kann äußere Attacken leicht überwinden.

Fragt Euch einmal: Gehe ich nach solch einer Erfahrung wirklich in mich und finde ich die Ursache in mir selbst?

Unser Körper

Unseren Körper können wir als eine Energie produzierende Fabrik ansehen. Er besteht aus lauter lebenden Einzelzellen, den Mitarbeitern dieses Unternehmens. Sie leben und arbeiten alle zusammen und bilden eine Einheit, wobei einzelne Gruppen spezifische Funktionen erfüllen. So sind beispielsweise die Körperorgane die Hauptproduktionsstätten von Energie, die Drüsen sind Steuerungszentralen und die Wirbelsäule hat eine tragende Funktion für unseren Körperbau.

Unsere Organe arbeiten pausenlos, Tag und Nacht. Sie produzieren Energie, indem sie die zugeführte Nahrung verwerten, entgiften und ausscheiden. Je schlechter die Qualität des Rohstoffes (der Nahrung), desto härter müssen sie arbeiten. Es ist ihnen daher nicht möglich, ihre Arbeit vollkommen sachgemäß zu erledigen, wenn wir uns schlecht oder ungenügend ernähren. Ihre Leistungsfähigkeit hängt jedoch nicht nur von unserem Essverhalten ab, sondern auch von ihren Arbeitsbedingungen.

Ich will Euch erklären, was ich damit meine. Die alten Taoisten haben erkannt, dass die Organe während ihrer Tätigkeit sowohl negative als auch positive Energien produzieren. Die positiven Energien werden für die Aufrechterhaltung der Funktionstüchtigkeit und zur Entwicklung gebraucht, die negativen bleiben hingegen allzu leicht in den Organen zurück, wo sie dann

Schäden anrichten können. Diese so genannten negativen Emotionen sind in angemessenem Maß für ein menschliches Leben als „Entwicklungsmotor“ notwendig. Zu viel davon blockiert und zerstört jedoch die Organe. Die negativen Hauptemotionen, die in unseren Organen entstehen, sind Trauer, Angst, Zorn, Hass und Verschlossenheit. Ohne Trauer würden wir nicht mittrauern, mitleiden können, ohne Angst würden wir allzu sorglos mit uns selbst und unserem Leben umgehen, ohne Zorn könnten wir uns nicht verteidigen, ohne Hass könnten wir das Rechte nicht vom Unrechten trennen und ohne Verschlossenheit nicht den Mund halten, wenn es angebracht ist.

Durch tägliches Überprüfen und Ordnen sollten wir den Zustand unserer Organe im Gleichgewicht halten – ähnlich wie wir unseren Haushalt täglich überwachen und aufräumen, wo es nötig ist. Dazu müssen wir unseren Körper kennen und fühlen lernen, ihm Zeit widmen! Je enger der Kontakt zu ihm ist, desto effektiver können wir Disharmonien und Ungleichgewichte erkennen und fürsorglich damit umgehen. Denn unser Körper gibt immer dann Signale, wenn wir ihm lange nicht zugehört haben!

Das „Innere Lächeln“

Als Kind sah ich meine Großmutter oft frühmorgens mit geschlossenen Augen in ihrem Bett sitzen. Ihre Gesichtszüge waren dann auffallend friedlich und sanft, und um ihre Mundwinkel lag ein rätselhaftes Lächeln. Manchmal war ich hellwach und betrachtete sie lange, bis ich wieder einschlief. Als ich viel später die wunderbare Meditationstechnik des „Inneren Lächelns“ lernte, erinnerte ich mich wieder an meine Großmutter. Ich frage mich, ob ihre Morgen-Meditationen wohl den Grund dafür bildeten, dass sie nur selten krank war, obwohl sie unter belastenden, schwierigen Umständen lebte und sehr zierlich und klein war. Sie hatte zehn Kinder geboren, zwei Schwiegerelternpaare zu versorgen und später noch uns, ihre vier Enkelkinder, großgezogen.

Ihr alle wisst sicher aus eigener Erfahrung, wie angenehm ein fröhliches Lächeln wirken kann. Es wirkt entspannend, es tröstet, weckt Vertrauen, es signalisiert Sympathie und Herzenswärme. Ein Lächeln verzaubert manch mürrisches Gemüt! Es besitzt heilende Kraft und vermittelt Geborgenheit und Glücksgefühle. Glücksgefühle wiederum erzeugen die höchste Lebensschwingung. Daher haben wir alle das Bedürfnis, glücklich zu sein! Auch unser inneres Wesen, unsere Seele, strebt nach Glück. Ohne Glücksgefühl fühlen wir uns unwohl, müde oder steif. Ignorieren wir diese Signale, wird unser inneres Wesen allmählich unglücklich und krank.

Unsere inneren Arbeiter, die Zellen, wollen glücklich und aufbauend tätig sein, das entspricht ihrem naturgemäßen Ordnungsprinzip. Wenn wir uns also nicht um uns selbst und unser Glück kümmern, verkümmert unsere äußere Form – unser Körper – und wird krank.

Die Übung des „Inneren Lächelns“ ist sehr einfach und effektiv. Darum würde ich mich freuen, wenn Ihr noch heute damit anfingt, sie zu praktizieren. Wenn wir hier und jetzt beginnen, an uns zu arbeiten, werden wir ganz bestimmt unseren Zustand verbessern. Und wenn es uns gut geht, geht es unserer Umgebung auch besser. Dass es sich lohnt, an sich zu arbeiten, habe ich an mir selbst erfahren. Ich möchte Euch an dieser Stelle eine berühmte indische Anekdote erzählen, die viele unter Euch sicherlich schon kennen:

„Ein Vater vererbte seinem Sohn eine sehr heruntergewirtschaftete Fabrik. Der Sohn bat einen Weisen um Rat, wie er diese Fabrik noch retten könne. Der Weise gab ihm eine Schachtel und trug ihm auf, diese unter den Arm zu nehmen und jeden Morgen durch sämtliche Räume seiner Fabrik zu gehen. Auf keinen Fall dürfe er die Schachtel aufmachen, da sonst die Wirkung verloren gehe!
Der Sohn befolgte diesen Rat ein halbes Jahr lang jeden Tag. Und siehe da, langsam, aber stetig florierte die Fabrik. Der Sohn war überaus glücklich und fragte den Weisen nach dem Inhalt der Schachtel, denn ihre Zauberkraft sei enorm. Der Weise öffnete die Schachtel und entnahm daraus einen Zettel, auf dem stand, dass sich durch das täglich gezeigte

Interesse an dem Unternehmen der Erfolg von allein einstellen würde: Die Fabrikarbeiter fühlten sich wieder umsorgt, da der Chef jeden Tag anwesend war und sein Interesse am Fabrikgeschehen zeigte. Sie fühlten sich gebraucht, anerkannt und unterstützt. Daher fingen sie wieder an, ihre Arbeit ernst zu nehmen".

Unser Körper ist also nicht nur ein Tempel unserer Seele. Er ist auch eine Art Energiefabrik mit unzählig vielen Arbeitern, die aufmerksam, sachgerecht und liebevoll geleitet werden sollten. Behandeln wir sie also mit Würde und Respekt! Ein guter Chef ist gütig und kümmert sich um seine Arbeiter, oder nicht? Er ermuntert sie, erkennt sie an, lobt sie, hört sich ihre Sorgen an und hilft. Wenn er dabei noch ein aufrichtiges Lächeln auf den Lippen trägt – wie wunderbar positiv kann das auf sie wirken!

Die Übung des „Inneren Lächelns" bewirkt, dass man sich selbst allmählich besser wahrnehmen und akzeptieren kann, dass man sich selbst liebt und respektiert. Später erlebt man, wie der Körper antwortet und zurücklächelt. Dann wird man sich einfach glücklich fühlen können – auch ohne äußeren Grund. Ja, um sich glücklich zu fühlen, braucht man keinen äußeren Anlass.

Die nachfolgende Übung wurde von den Taoisten im alten China zur Entspannung und Harmonisierung ihrer Organe und aller Körperzellen täglich praktiziert. Sie lächelten freundlich in sich hinein und hielten so aufmerksamen Kontakt mit sich selbst und ihren Körperzellen. Dabei stellten sie die innere Harmonie her. Diese

„Innere Lächeln“-Meditation ist die erste Lektion der internationalen „Healing Tao-Schule“.

Übung des „Inneren Lächelns“

- Setze Dich an einen ruhigen Platz.
- Mache Deine Stirn glatt und entspanne Dein ganzes Gesicht.
- Schließe die Augen und atme langsam, tief und ruhig.
- Lenke Deine Aufmerksamkeit ruhig nach innen – zu Deinem Herzen – lächele es an und grüße es: „Hallo, mein Herz, wie geht es dir heute?“
- Gib Deinen Gefühlen Raum.
  (Lächele dazu wirklich, das heißt auch mit Deiner Mimik, Deinem Mund und Deinen Augenwinkeln!)
- Dann besuche mit dem Lächeln nacheinander Deine Lunge, Deine Leber, Deinen Magen, Deine Milz usw.
  Setze diesen „Rundgang“ durch Deinen ganzen Körper fort.
- Gehe auch Deine Wirbelsäule entlang, frage nach dem Befinden der einzelnen Wirbelkörper.
- Grüße Deine Verdauungsorgane, Deine Drüsen, alle Glieder, Knochen und Muskeln.
- Du kannst natürlich auch entlang Deiner Blutgefäße oder Nervenbahnen gehen. Schenke Deine Aufmerksamkeit und Liebe besonders den erkrankten Körperstellen und habe Mitgefühl mit ihnen. Ermuntere sie gleichzeitig, dass sie sich selbst heilen können. Sei gut zu ihnen.
- Zeige Dein Vertrauen und Deine Zuversicht.

Wenn Du mit Deinem Rundgang zu Ende bist, kannst Du Dich, wenn Du willst, verabschieden und versprechen, dass Du wiederkommst.

Sich selbst zu heilen bedeutet nicht, dass man keinen Arzt mehr braucht. Oft ist die Unterstützung eines Arztes oder eines anderen Behandlers dringend angeraten – ganz besonders, wenn eine Krankheit schon weit fortgeschritten ist. Mit dem Inneren Lächeln kann man die üblichen Therapien aber begleiten und unterstützen. So sind wir in der Lage, die Selbstheilungskräfte unseres Körpers zu fördern.

Meine 10tausend Kinder, wenn Ihr anfangs Schwierigkeiten dabei haben solltet, in Euch hineinzulächeln, dann empfehle ich Euch, eine/n Tao-Yoga-Lehrer/in[2] aufzusuchen und es unter dessen/deren persönlicher Anleitung zu versuchen. In einer Gruppe und mit der Unterstützung des Lehrers übt es sich leichter.

Wenn Ihr das „Innere Lächeln" zu einem täglichen Ritual macht – wie Zähne putzen oder duschen –, dann werdet Ihr bald die heilende und wohltuende Wirkung in Euch spüren und auch erfahren, dass sich Euer Lebensgefühl steigert. Die Menschen scheinen allmählich freundlicher zu werden und die Alltagsdinge laufen irgendwie besser. Ihr werdet dann meinen, es gäbe mehr zu lachen. Wäre das nichts?

Der Geist

Durch unseren Geist sind wir in der Lage, unser Leben selbständig zu organisieren und zu meistern, „Chi" (= Lebensenergie) zu steuern und gedanklich alles mit allem zu verbinden. Daher ist die geistige Ausrichtung und unser Wille auch der Anfang aller Chi-Arbeit.

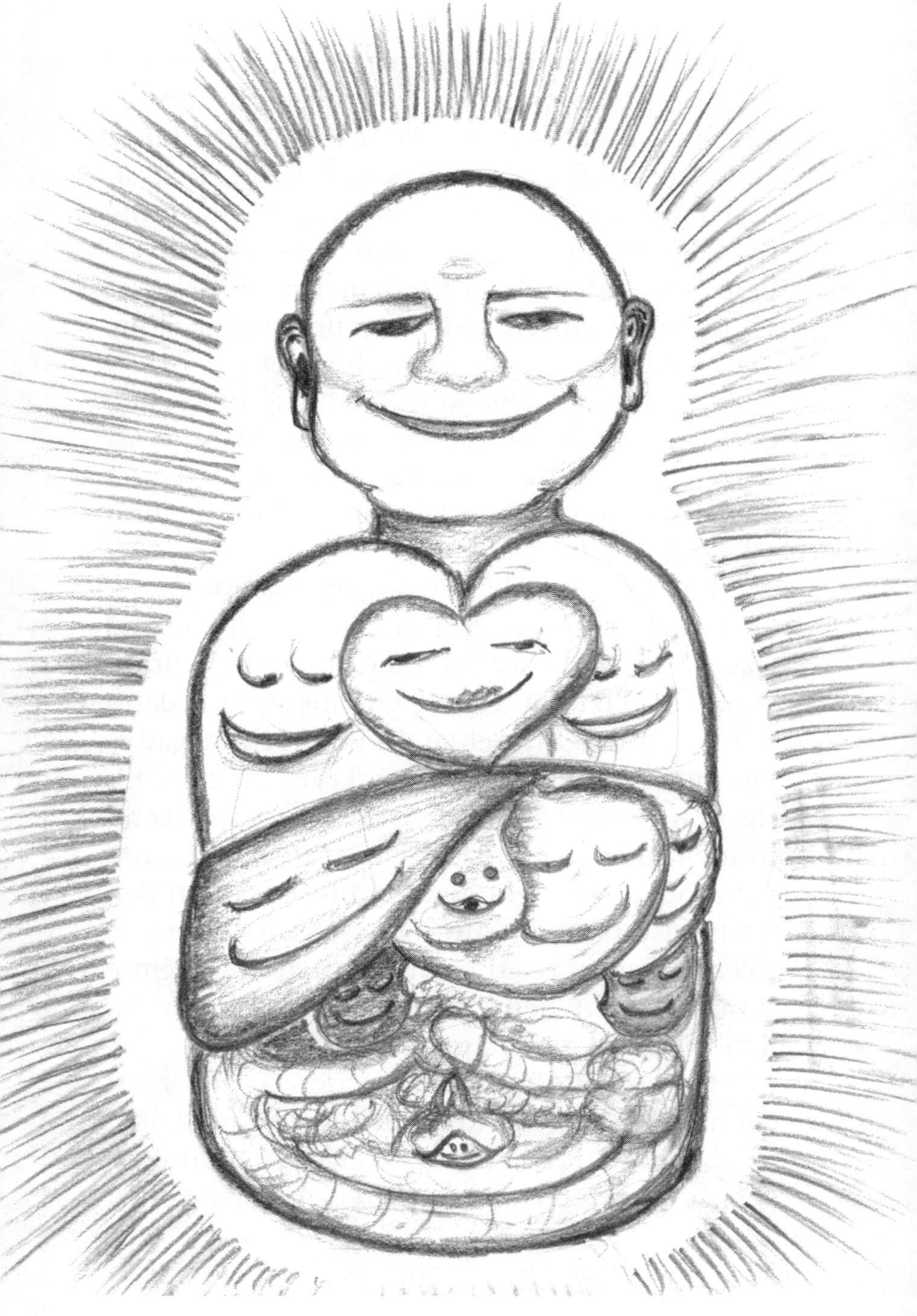

Ein klarer und bewusster Geist erkennt und analysiert, reagiert offen, ist realistisch und behält im Großen wie im Kleinen den Überblick. Er ist konzentriert, zugleich entspannt, freimütig, ohne sich zu verausgaben, achtsam, ohne sich zu verkrampfen oder sich in Details zu verlieren. Ein Mensch mit einem klaren Geist ist selbständig, entschlusskräftig und urteilsfähig, unabhängig von seinem Bildungsstand.

Er ist vor allem ausgeglichen, unbelastet, unbehaftet. Er ist selbstbewusst, das heißt, er ist sich über seine Ziele und Pflichten im klaren. Er ist aufbauend und handelt, bevor eine Situation eskaliert.

Ein unklarer Geist dagegen erkennt nicht, lässt die Probleme unbeachtet wachsen und wacht erst auf, wenn sich die Situation bedrohlich zugespitzt hat. Häufig befindet er sich dann schon mitten im Schlamassel. Auch negative Emotionen wachsen unbemerkt im Inneren, bis sie sich explosiv entladen oder so erdrückend werden, dass der ganze Mensch in sich zusammenbricht. Die Gefühle kontrollieren dann den Geist anstatt umgekehrt. Ein Mensch mit einem solchen Geist reagiert beim kleinsten Anlass emotional, verliert den Überblick und seine Sachlichkeit. Er ist zudem recht wankelmütig.

Ein unklarer und schwacher Geist ist oft auch die Ursache für Krankheiten und zwischenmenschliche Probleme. Die eigenen Handlungen und deren Konsequenzen können nicht abgeschätzt werden. Die Ansprüche an sich selbst und die jeweilige Situation übersteigen die eigenen Fähigkeiten. Daraus resultieren Fehlhandlungen.

Der Geist wird dem Kopfbereich zugeordnet. Daher passiert es im Allgemeinen nur allzu leicht, dass wir unsere Eindrücke und Empfindungen nach außen entladen, anstatt sie zuvor nach unten – in den Bauch – zu bringen und zu verarbeiten. So spukt es in unseren Köpfen herum und rohe, grobe, unverdaute Dinge platzen heraus. Wir sind unausgeglichen und verletzen uns selbst und andere.

Meine lieben 10tausend Kinder, falls Ihr Euch bei dieser Beschreibung wiedererkennt, möchte ich Euch die folgende Übung empfehlen:

- Geleitet Eure Empfindungen und Gefühle aus dem Kopf in den Bauch hinunter. (Sie gehen nämlich dorthin, wo Ihr hindenkt.)
- Benutzt dabei Eure Sinne (Hören, Sehen, Riechen, Schmecken, Fühlen) und widmet Eure ganze Aufmerksamkeit den Vorgängen in Eurem Inneren.
- Übt währenddessen das „Innere Lächeln" (siehe Seite 31).

Das Denkmuster der zivilisierten Welt

In unserer so genannten „zivilisierten" Welt streben wir Menschen überwiegend nach sichtbarer (= materiell messbarer) Leistung. Das heißt, wir bewerten eine erbrachte Leistung hauptsächlich mit Geld. Jemand mit einem guten Maum wird oftmals weniger wertgeschätzt als einer, der zwar einen schlechten Charakter hat, aber dafür viel Geld verdient. Dadurch werden negative Emotionen wie Neid, Habgier, Rücksichtslosigkeit und Eigennutz sehr gefördert.

Ich habe den Eindruck, dass es in vielen Menschenleben vorwiegend um das Geld geht. Manche unter uns sind so darauf fixiert, gut Geld zu verdienen, dass sie sich richtiggehend zum Sklaven machen und blindlings und rücksichtslos nur nach ihrem Profit streben. Aber sind sie dabei glücklich? Sind sie auch innerlich reich genug, um wirklich von ihrem erworbenen Geld zu profitieren und es sinnvoll zu nutzen?

Geld, Macht oder Ruhm allein bescheren keine dauerhafte innere Erfüllung. Denn das Glück, das nur von außen kommt, hält nicht lange. Ich möchte hier nicht behaupten, Geld sei unwichtig oder gar verwerflich. Geld ist auch eine Form von Chi. Das große Geheimnis liegt darin, dass das Geld „von alleine" fließt, wenn Chi in und um uns herum ausgeglichen und im Fluss ist.

Wenn wir für einen anderen eine Leistung erbringen, werden wir normalerweise belohnt. Der Ausgleich zwischen Geben und Nehmen ist für uns alle eine verständliche/allgemeingültige Spielregel. Chi kann frei und ungehindert fließen, wo Ausgeglichenheit herrscht.

Manchmal jedoch ergibt sich eine Situation, wo dieses wichtige Gleichgewicht gestört ist, und meistens liegt die Ursache in uns selbst: Aus falscher Bescheidenheit, aus zu viel Rücksichtnahme oder auch aus übertriebener, falscher Großzügigkeit ernten wir eine unverhältnismäßig geringe Gegenleistung. Wir stehen uns in solch einem Fall selbst im Weg und blockieren unsere Entwicklung. Denn bei Blockaden kann das Chi nicht fließen.

Das Gleiche gilt auch umgekehrt: Wenn wir überhöhte Erwartungen oder gar Forderungen in bezug auf unsere Entlohnung haben, stören wir damit den natürlichen Chi-Fluss. Darum ist es sehr wichtig, auf ein ausgewogenes Verhältnis zwischen Geben und Nehmen zu achten.

Wie viele andere bin auch ich dazu erzogen worden, zu verzichten und mich klein zu machen: „Diene schweigend“, „Gib freudig, ohne dass du Gegenleistungen erwartest“, „Über Geld spricht man nicht“, „Geld ist schmutzig“ usw. Durch diese Erziehung wird eine verfälschte Denkweise geprägt, die uns die Möglichkeit nimmt, uns sachlich mit diesem Thema auseinander zu setzen, und die uns oft dazu verleitet, uns selbst zu verleumden.

Geldverdienen ist in unserer Gesellschaft eine nicht hinterfragte Selbstverständlichkeit. Aber ich fühle des öfteren, dass das Geld in unseren Köpfen einen unangemessenen Stellenwert einnimmt. Wir machen uns, ohne zu überlegen, allzu sehr davon abhängig, statt selbst darüber zu bestimmen, freizügig und angemessen. Geld soll nicht uns beherrschen, vielmehr können wir Herrscher/in darüber sein. Wir entscheiden, wie, womit und wann wir uns ihm zuwenden! Notwendigerweise sollten wir auch unsere Geldscheine respektvoll und achtsam behandeln und nicht würdelos wie Altpapier zerknüllen und in die Hosentasche reinstopfen.

Wenn wir die Vorstellungen aus unserer Erziehung als falsche Bilder erkennen, können wir uns daran machen, sie neu zu überdenken und – gegebenenfalls – ganz abzuhängen. Dann können wir dafür sorgen, dass Chi (auch in Form von Geld) ausgeglichen und frei fließen kann. Erst wenn wir erkennen, dass Geld nur eine von unendlich vielen Möglichkeiten des Ausgleichs ist, werden wir frei für uns selbst und andere.

Ein Mensch, der mit sich in Frieden lebt und an seiner eigenen Entwicklung arbeitet, wird dies wie von selbst auf sein Umfeld übertragen. Er wird immer selbständiger und unabhängiger von äußerer Bestätigung werden und Verantwortung für sich übernehmen.

Verhärteter Geist

Steifheit eines Körperteils deutet zugleich auf Unflexibilität eines geistigen Teilbereiches hin. Oft vererbt sich diese geistige Unbeweglichkeit über Generationen hinweg.

Wenn zum Beispiel ein Gelenk steif ist, sind die Gelenksflüssigkeit und andere Zirkulationsstoffe kaum im Fluss. Das kann an dieser Stelle zu Schmerzen, Entzündungen bis hin zu Lähmungen führen.

Unsere Seele als ein unserem Körper innewohnendes Wesen fühlt sich natürlich unwohl in einem solchermaßen blockierten Körper. Denn die Seele will frei atmen und sich entfalten. Ein Unfall ist daher – energetisch gesehen – ein versuchter Akt der Befreiung: Ein explosionsartiger, schneller Ausbruch der Seele aus der Gefangenschaft eines blockierten Körpers.

Wenn wir krank sind, dürfen wir uns – ganz ohne Schuldzuweisung – zunächst einmal darüber klar werden, dass dies das Ergebnis unserer vergangenen Lebensweise ist!

Wir können versuchen zu ergründen, welche Seite in uns bis jetzt nicht gelebt wurde und uns durch Krankheit und Not auf sich aufmerksam macht. Das erfordert Geduld und vor allem Stille: Besinnung auf sich selbst und seine Gefühle.

Hat man die unterdrückten Aspekte (negative wie positive!) entdeckt, dann fällt es meist leicht, sie zuzulassen und in die eigene Persönlichkeit zu integrieren. Ist dies geschehen, wird der Krankheit die Grundlage entzogen. Sie hat sozusagen ihren Zweck erfüllt, unser Körper kann sich heilen.

Natürlich ist zu beachten, wie weit die Krankheit bereits fortgeschritten ist. Wer seine

Aufmerksamkeit bei schweren Erkrankungen erst sehr spät nach innen richtet, benötigt unbedingt ärztliche Unterstützung und entsprechende Behandlung.

Auch unser Gehirn kann „steif“ und hart werden, die weiche Gehirnmasse schwindet (Atrophie). Wenn wir zu sehr kopfgesteuert sind und unsere Gehirnnerven einseitig überstrapazieren, kann das Gehirn irgendwann weder neue Informationen aufnehmen, noch sich „entladen“ – es ist völlig überfordert. Unser Geist ist sozusagen blockiert und das Gehirn mit zunehmendem Alter nicht nur energetisch, sondern auch substanziell verhärtet und geschrumpft. Häufig lautet die medizinische Diagnose dann: „Alzheimer – da kann man nichts machen!“

Die Betroffenen sind hilflos, es ist meist viel zu spät, als dass sie selbst noch etwas unternehmen könnten. Nach meiner Beobachtung, haben Menschen mit Alzheimer eine ganz bestimmte Persönlichkeitsstruktur: Ihre Denkweise ist festgefahren, eng und streng planend. Sie versuchen oft, durch körperliche Tätigkeit ihre Bestätigung zu bekommen – sie wollen damit unter Beweis stellen, wie tüchtig sie sind. So ist es zu verstehen, dass von Alzheimer in der Mehrzahl Frauen ab 40 Jahren betroffen sind. Sie haben durch eng begrenztes Denken die entsprechenden Hirnpartien einseitig überstrapaziert, andere hingegen zu wenig gebraucht – so, als würde man nur ganz bestimmte Teile der Beinmuskulatur zum

Laufen einsetzen. Während die überbeanspruchten Muskeln eines Tages schlapp machen und streiken, verkümmern die ungenutzten buchstäblich, so dass das ganze Bein nicht mehr gebraucht werden kann. Bei der Alzheimer Krankheit passiert – vereinfacht ausgedrückt – das Gleiche im Gehirn.

Unser menschliches Gehirn braucht regelmäßig Entspannung und neue Impulse. Sich ständig wiederholende, gleichartige gedankliche Strapazen belasten die Nervenzellen und lassen das Gehirn vorzeitig altern und verkümmern. Demzufolge wird die Sichtweise und Lebensanschauung der Betroffenen noch enger und eingeschränkter. Schon weit vor der klinischen Diagnose Alzheimer-Krankheit werden diese Menschen in ihrer Persönlichkeit auffallend: Überdurchschnittlich vergesslich, wiederholen sie oft ihre Äußerungen und zeigen Desinteresse an Alltagsereignissen.

Sind die Betreffenden jedoch willig, sich zu entwickeln, kann es noch Hilfe geben, beispielsweise durch eine von vielen Übungen wie das „Innere Lächeln“. Als ersten Schritt zu einer neuen Denk- und Verhaltensweise können sie dazu ihre Stirn entspannen und abwechselnd in den Vorderkopf und in ihren Bauch hinein lächeln.

Training für einen flexiblen Geist

Geistiges Training können wir unter zwei Gesichtspunkten betrachten. Der erste liegt im Bereich der Kognition und beschäftigt sich mit der Denk- und Merkfähigkeit, dem Kombinations- und Reaktionsvermögen. Mit verschiedenen Spielen und Denkübungen können wir hier die Flexibilität des Geistes und unsere Konzentrations- und Handlungsfähigkeit steigern oder erhalten, um den Anforderungen unseres täglichen Lebens gewachsen zu sein. Diese Art geistigen Trainings nenne ich „äußere Geistesübung“.

Der zweite Aspekt des geistigen Trainings kommt unserem inneren Bewusstsein zugute: Es fördert einen in sich ruhenden, klaren Geist und die Fähigkeit, den Sinn und die Bedeutung unserer Erfahrungen zu erkennen. Ich nenne dies die „innere Geistesübung“.

Der „innere Geist“ beeinflusst im Wesentlichen den äußeren, wohingegen der umgekehrte Fall kaum eintritt. Die neuen Trainingsimpulse für das Gehirn kommen von inneren Eindrücken, vom Selbstentdecken, vom Aha-Erlebnis. Um diese zu erleben, muss das Gehirn in Ruhe und offen und empfänglich für neue Erkenntnisse sein. Solche Offenheit muss jedoch erlernt werden.

Sicher hat jeder schon einmal die Erfahrung gemacht, wie anstrengend es ist, das Gehirn zu leeren, an nichts zu denken.

Die „Innere Geistesübung" besteht daher zum größten Teil aus Meditationspraktiken. Innere Entspannung, Sammlung und Klärung fördern die Heilung. Wenn wir erfolgreich meditieren, unser Gehirn zur Ruhe bringen können, klärt sich mit der Zeit unser Geist, wird achtsam, urteilskräftig und flexibel. Wir werden zu einer strahlenden und in uns ruhenden Persönlichkeit.

Alle Meditationsmethoden haben die persönliche spirituelle Entwicklung zum höchsten Ziel. Spiritualität verwende ich hier aber weder im religiösen noch im mystischen Sinn, sondern eher im Sinne von Persönlichkeitsentwicklung: Das Klären und Stärken unseres Maums.

Beim Meditieren lösen wir uns von unseren zerstreuten Gedanken und begeben uns in eine tiefe innere Ruhe. Wir überlassen uns der Stille, achten auf uns selbst und sammeln innere Kraft. Anfangs will das nicht gelingen. Je mehr Probleme und Fragen in unseren Köpfen kreisen, desto schwerer fällt es, Ruhe zu finden. Unsere Nerven sind überlastet, und anstelle von Entspannung entstehen oftmals noch zusätzliche Nervosität und innere Anspannung bei dem Versuch, Gelassenheit zu erlangen. Allzu oft höre ich jemand abwehrend sagen „Ich bin nicht zum Meditieren geschaffen" oder „Ich werde noch nervöser, wenn ich versuche zu meditieren". Es ist ein großer Irrtum, daraus zu folgern, dass eine Meditation nicht für alle geeignet sei.

Im Gegenteil: Nervöse Menschen brauchen um so dringender Meditationsübungen, um ihre hochgradig belasteten Nerven zu regenerieren.

Der große Meditationslehrer Buddha soll über 2000 verschiedene Arten der Meditation gelehrt haben. Um nur einige zu nennen: Selbstbesinnung, Kontemplation, Achtsamkeit, Atemübungen, Mandalamalen, Mantrarezitieren, positive Affirmationen, Naturbetrachtung, Zentrierung in der Bauchmitte, Beten, Selbstüberwindung, usw. All diese Meditationsmethoden unterstützen uns auf unserem Weg zu uns selbst und helfen uns, den tieferen Sinn unseres Lebens zu erkennen.

Taoisten meditieren, um innere Transformation zu erreichen. Ihr Ziel ist körperliche, geistige und spirituelle Heilung. Sie wollen vor allem lange und glücklich leben. Die taoistischen Übungen (zur inneren Transformation) bestehen im Wesentlichen aus Chi-Kung-Übungen: stilles Chi-Kung (Meditation), Tai-Chi (Meditation in der Bewegung), einfaches Chi-Kung (zur Lockerung des Körpers und des Geistes).

Es gibt eine Vielzahl heilender Chi-Kung-Praktiken, die erheblich und unmittelbar unsere Gesundheit und Lebensqualität verbessern. Hierzu gehören auch die Ernährungslehre und Massagetechniken wie Tuina und Chi-Nei-Tsang[3]. Hinzu kommen noch Heilmethoden wie Akupunktur, Akupressur und Kräutermedizin.

I-Ging und Feng-Shui sind weitere, im Westen bekannt gewordene taoistische Lehren.

Findet selbst heraus, welche Methode der Meditation für Euch am besten geeignet ist und praktiziert sie dann täglich. Je nach Situation können sich dabei auch unterschiedliche Bedürfnisse und Vorlieben entwickeln. Bleibt aber wach, um gegebenenfalls Veränderungen in Eurer Übungspraxis vornehmen zu können. Es hat wenig Sinn, andere einfach nachzuahmen und sich dann damit zu quälen, beispielsweise von Anfang an eine halbe Stunde oder länger zu sitzen, ohne sich auch nur einen Moment erfolgreich konzentrieren zu können! Die Frustration wird dann so groß, dass man bald die Lust am Meditieren verliert. Macht lieber öfters am Tag etwa 5 Minuten lang kleine Konzentrationsübungen – zum Beispiel in der folgenden Art:

Kleine Konzentrationsübung

- Entspanne zuerst Dein Gesicht und lächle.
- Lächle dann einen bestimmten Körperteil an, zum Beispiel Deine Handfläche, Handrücken, das linke Knie, die Hüfte oder Deine großen Zehen.
- Suche Dir jedes Mal eine neue Stelle aus, auf die Du Dich konzentrierst und die Du anlächelst!

Durch diese kleine Übung könnt Ihr schon sehr viel bewirken. Probiert es selbst aus, indem Ihr einer Stelle zulächelt, die sich unangenehm anfühlt oder gar schmerzt. Ihr werdet merken, dass der Schmerz anfangs eventuell noch stärker wird, dann aber – wenn Ihr nicht aufgebt zu lächeln – relativ bald nachlässt oder sogar ganz verschwindet. Mit Eurem Lächeln und Eurer Zuwendung seid Ihr in der Lage, Krämpfe und Verspannungen an Schmerzstellen in Eurem Körper selbständig zu lösen!

Schwerwiegende und tiefsitzende Krankheiten können wir sicher nicht nach kurzem Üben „weglächeln". Trotzdem hat es in jedem Fall eine positive Wirkung. Lassen wir uns nicht gleich entmutigen, sondern üben wir kontinuierlich weiter. Je besser unsere Konzentrationsfähigkeit ist, um so mehr können wir zu unserer eigenen Heilung beitragen.

Wenn Euch dann solche kleinen Konzentrationsübungen keine Mühe mehr bereiten, könnt Ihr mit etwa 15-minütigen Meditationen beginnen. Ihr werdet feststellen, dass es Euch bald ganz leicht gelingen wird, zur Ruhe zu finden.

Die Besessenheit von Seele und Geist

Wenn ich hier von Besessenheit spreche, meine ich den Befall unseres Körpers mit fremden Energien. Das gibt es häufiger, als man denkt. Mein Maum schmerzt es, wenn ich höre, wie man diese Menschen oft behandelt. Exorzismus, aber auch das Quälen in Nervenanstalten und das Abgeschobenwerden in Heime sind nur zwei Beispiele dafür.

Es gibt verschiedene Stufen von Besessenheit. Stark betroffene Personen haben schizoide Anfälle, die bis hin zum Wahnsinn reichen können. Sie leiden unter Wahnvorstellungen, handeln unkontrolliert und werden unter Umständen aggressiv und unberechenbar. Nach außen hin unproblematischer, äußert sich die schwächere Form von Besessenheit oft in Gelenksproblemen, Migräne oder anderen anhaltenden körperlichen Schmerzen.

Meistens sind ungelöste, nicht losgelassene Energien von Angehörigen die Ursache für solche Beschwerden. Da war zum Beispiel unsere liebe Oma oder der Opa, manchmal auch unsere Mutter oder unser Vater, die sich im Moment ihres Sterbens um uns sorgten oder einfach an uns dachten, sich nicht von uns lösen konnten. Ich möchte Euch das an einer Geschichte, die ich selbst erlebt habe, verdeutlichen:

Einmal kam eine fünfzigjährige Frau zu mir in die Praxis und klagte über Migräne, die sie seit ihrer Kindheit quälte. Ihre vielen Bemühungen, sich davon zu befreien, scheiterten bislang. Nun hatte sie keine Hoffnung mehr, sondern zwang sich einfach, mit ihren Beschwerden zu leben. Auf Drängen ihres Mannes war sie trotzdem zu mir gekommen, aber sie erklärte gleich, dass sie keinerlei Chancen für eine Besserung sehe.

Nach einem intensiven Gespräch fingen wir an, an ihrem Bauch zu arbeiten. Er fühlte sich hart und verknotet an. Während der Massage wurde sie zeitweise sehr weinerlich. Es schmerzte nicht nur, sondern es stiegen auch Kindheitserinnerungen in ihr hoch: Als ihre Großmutter starb, war sie als Säugling allein bei ihr. Wie lange, weiß man nicht, bis ihre Mutter sie schließlich neben der verstorbenen Großmutter entdeckte. Später, als heranwachsendes Kind, spürte sie jedes

Mal Unbehagen, wenn sie ein Foto von ihrer Großmutter ansah. Aber im Laufe der Zeit vergaß sie alles. In diesem Fall konnte die Großmutter ihre Enkeltochter nicht loslassen. Anteile ihrer Energie hatten sich im Sterben auf die Enkeltochter übertragen.

Nun erinnerte die Patientin die Situation wieder. Sie erlebte, dass sie hilflos an der Brust der toten Großmutter lag. Diese unangenehme Erfahrung hatte sie bis dahin verdrängt. Aber jetzt kamen die Erinnerungen so intensiv und entsetzlich, dass sie weinen musste.

Sie konnte unter meiner Anleitung mit einer Meditationsmethode die nun seit mehr als 50 Jahren verstorbene Großmutter im Geiste einladen, um sich für ihre Liebe und Fürsorge zu bedanken und sich mit ihr zu versöhnen. Mit Respekt und mit allen Ehren verabschiedete sie sich von ihrer Großmutter.

Nach einigen Wochen besuchte sie mich wieder und berichtete: Seit diesem letzten Anfall hatte sie nur noch leichte Kopfschmerzen. Ein wenig verlegen fügte sie hinzu, sie müsse sich an ihren „neuen" Kopf erst gewöhnen, weil er sich wie leer anfühle.

Natürlich wird es noch einige Zeit dauern, bis ihr Kopf vollständig ausgeheilt sein wird. Wenn die energetische Ebene geklärt ist, bleibt noch der körperliche Anteil, der so lange krank war. Aber bei bewusster Lebensführung und mit der Zeit wird der Kopf wieder in Ordnung kommen.

Hier noch ein weiteres Beispiel, weil diese „leichte" Form von Besessenheit so weit verbreitet ist – und selten als solche erkannt wird.

Eine andere Frau besuchte mich: Sie war schon zweimal an beiden Knien operiert worden, aber ihre Beschwerden verschwanden nicht, eher das Gegenteil. Wir fanden heraus, dass ihre verstorbene Mutter der Grund war. Sie war stark an den Gliedmaßen erkrankt gewesen, und als sie starb, konnte sie sich nur sehr schwer von ihrem Körper trennen. Ein Teil ihrer Energie war in der Tochter gefangen – in deren Knien.

Nun war diese Patientin eine sehr intellektuelle, rationale Frau. Sie wollte von solchen Theorien nichts wissen. Erst nach langem Über- und Zureden meinerseits war sie schließlich bereit, daran zu arbeiten. Mit aller Liebe bat sie ihre Mutter, ihre Energie mitzunehmen, und verabschiedete sich mit Dankbarkeit und Respekt von ihr. Diese einmalige intensive Befreiungs-Meditation hat sie von ihrem Knieleiden geheilt.

Das Übertreten der persönlichen Energie in einen anderen Körper geschieht meistens im Sterbemoment oder kurz danach. Wenn jemand nicht frei und in Frieden stirbt, dann kann er sich sozusagen nicht sammeln und damit bleiben gewisse Teile seiner Energie zurück und können in andere Körper übergehen, meistens in die von nahen Angehörigen. Sehr viele, wenn nicht die meisten Menschen sterben heute noch passiv, das heißt, sie wehren sich gegen den körperlichen Tod, sind ängstlich und trennen sich nicht gesammelt von ihrem Körper. Wir sagen dann: „Sie konnten ihre Geliebten nicht loslassen." Viele Kleinkinder und Säuglinge bekommen auf diese Weise die Energien von ihren liebenden Angehörigen, und das kann für das Kind ein lebenslanges Problem werden.

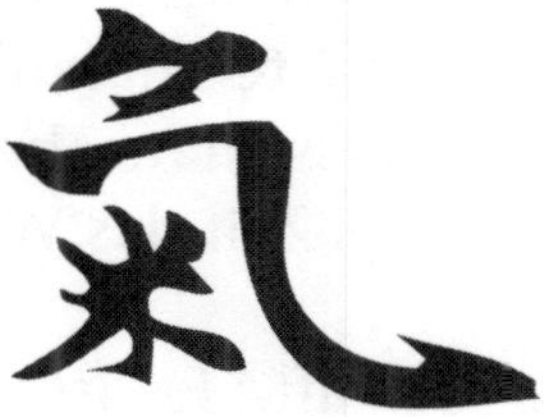

Chinesisch: Qi = Chi (Ur-Energie)

Chi – die alles durchflutende Lebensenergie

Was ist Chi?

Gewöhnlich übersetzt man „Chi“ mit Lebensenergie oder einfach Energie. Manche bezeichnen es gar als „Ur-Energie“, die alles Leben entstehen lässt und allem innewohnt. Eine Feststellung lässt sich jedoch übereinstimmend treffen: Ohne Chi gibt es kein Leben. Chi macht lebendig.

Mir ist es wichtig, dass wir uns näher mit dem Begriff „Chi“ und seiner Bedeutung befassen. Ich denke, das rechte Verständnis von Chi ist wesentlich für unsere Arbeit an uns selbst.

Der berühmte Vater des Tao, Laotse, erklärte sinngemäß Chi mit folgenden Worten: „Was man mit Worten benennen kann, ist kein Chi. Chi ist kein Wesen (nicht einmal ein Atom), daher ist es unendlich und unbeschreiblich.“ Gewöhnlich bezeichnete man dieses „Nichts“ mit „Tao“. Dabei muss man aber berücksichtigen, dass es zu Laotses Zeit das Wort „Chi“ noch nicht gab.

Chi ist die Urkraft. Es ist allgegenwärtig, durchdringt alle Materie und hält gleichzeitig alles zusammen. Es ist mit allen Dingen verbunden und verbindet alles mit allem.

Chi ist aber keine Materie, es ist das „NICHTS“. Es ist nichts darunter und nichts darüber, da es nicht räumlich ist. Chi unterliegt nicht den Naturgesetzen und wohnt doch mit und in der Natur. Es ist jenseits von Yin und Yang, aber es ist zugleich deren Ursprung.

Wenn man Chi begreifen will, sollte man still sein.

In Asien spricht man von Chi in allen Dingen und allen Bereichen des Lebens. Die Menschen dort benutzen den Begriff unbewusst und gewohnheitsmäßig und identifizieren mit Chi die Eigenschaften der Dinge oder deren Erscheinungsbild: „Lebens-Chi“, „Atem-Chi“, „Nahrungs-Chi“, „Himmels-Chi“, „Erd-Chi“, „Blut-Chi“, „Erb-Chi“, „Wachstums-Chi“, „Universums-Chi“ usw. Schöne Dinge haben schönes Chi, hässliche enthalten hässliches. Auch das Wetter hat mal gutes, mal schlechtes Chi. Das menschliche Gemüt hat gutes und nicht gutes Chi.

Der innere Gefühlszustand des Menschen wird durch das jeweilige Chi gedeutet. Man spricht von gutem oder schlechtem Chi eines Menschen. Eigentlich ist das Chi selbst jedoch absolut neutral.

Ihr könnt mit Chi machen, was Ihr wollt!

Wenn Chi in Euren Körpern fließt, nimmt es Euren Charakter an. Wenn Ihr traurig seid, dann habt Ihr trauriges Chi, seid Ihr fröhlich, dann habt Ihr fröhliches Chi. Der Ausdruck Eures Chi entspricht Eurer inneren Qualität.

Wir Menschen sind die einzigen Wesen auf der Welt, die Chi manipulieren können. Deshalb tragen wir eine große Verantwortung! Nicht alle sind sich dessen bewusst. Ihr könnt, zum Beispiel durch bestimmte Übungen, Chi erwerben und damit Positives, aber auch Negatives anrichten. Es liegt in Eurer Macht, wofür und wie Ihr Chi benutzt!

Chi bestraft nicht, Chi lobt nicht, Chi verzeiht nicht. Chi ist da, völlig neutral und steht jedem zur Verfügung. Wir können völlig frei entscheiden, aber wir tragen die Verantwortung für unsere Entscheidungen. Wir sind Schöpfer und Täter zugleich. Daher sind wir auch unsere eigenen Opfer!

Wohin unser Geist und unsere Gedanken gehen, dorthin fließt Chi.

Man kann Chi auch durch Körperübungen erwerben. Dabei kommt es sehr darauf an, wie man das gewonnene Chi ausrichtet: benutzen wir Chi mit guten, reinen Absichten, wirkt es heilend, benutzen wir es dagegen mit unguten, unreinen Absichten, so richtet es Unheil an – so wie man mit schmutzigem Wasser zwar vielleicht ein Feuer löschen oder noch stärker verschmutzte Sachen abspülen könnte, nicht aber wirklich reinigen oder heilen.

Wenn wir also Energieübungen wie beispielsweise Chi-Kung (Qi-Gong) machen, um

Chi vermehrt in uns fließen zu lassen, sollten wir vorher überlegen, was wir damit erreichen wollen. Vielleicht wollen wir es anfangs für uns selbst, zur Heilung, verwenden. Doch sollten wir berücksichtigen, dass wir durch unsere „Chi-Arbeit“ nicht nur auf uns selbst, sondern auch auf unsere Umgebung einen stärkeren Einfluss haben. Wir säen sozusagen ständig Samen in den Kosmos!

Durch klare und positive Geisteshaltung kann auch unser gewonnenes Chi Klarheit und Positives bewirken.

Wozu übt Ihr?

Jede Chi-Kung-Übung hat ihr eigenes, spezielles Ziel. Es ist wichtig, sich das bewusst zu machen.

Manchmal treffe ich Menschen, die stolz sind, dass sie schon seit 20 Jahren Tai-Chi üben. Leider merke ich oft bald, dass sie eigentlich nichts damit erreicht haben. Ihr Chi ist diffus und trüb, ihr Wesen unsicher oder grob und unausgeglichen, sie verhalten sich überheblich und besserwisserisch, wollen oft andere belehren und sich laut ein Urteil erlauben. Daran erkennt man, dass sich in Wirklichkeit nichts transformiert hat. Sie haben völlig an der Sache vorbei geübt. Sie hatten kein richtiges Ziel.

Wenn wir uns ein Ziel setzen und uns im klaren sind, warum wir eigentlich Energiearbeit machen, können wir angesammeltes Chi sinnvoll für unsere Entwicklung nützen.

Nur um mit unseren Fertigkeiten anzugeben oder irgendeinem Modetrend zu folgen, bräuchte man nicht mit viel Aufwand zu lernen und zu üben. Dann wäre es vielleicht sinnvoller, zu joggen oder Gymnastik zu machen.

Was wollen wir mit unserer Chi-Übung erreichen? Wollen wir gesund werden oder unsere Gesundheit erhalten? Wollen wir besondere Fähigkeiten erlangen, oder wollen wir einfach die Wirkungen ausprobieren? Klärt diese Dinge für Euch selbst.

Chi-Kung (Qi Gong) bedeutet „Arbeit mit dem Chi“. Eigentlich üben wir Chi-Kung, weil wir negative Elemente in uns erkennen, integrieren und so zum Positiven transformieren wollen. Mit anderen Worten: Wir möchten das blockierte oder brachliegende Potential in uns positiv umwandeln. Negatives in Positives umzuwandeln heißt heilen. Heilen ist eine Transformation. Transformation ist immer auch Entwicklung. Eine Entwicklung vollzieht sich in vielen Stufen, sie ist ein fortlaufender Prozess – bis hin zur Umwandlung vom Materiellen ins Immaterielle.

Das ist das ursprüngliche Ziel einer Chi-Kung-Übung.

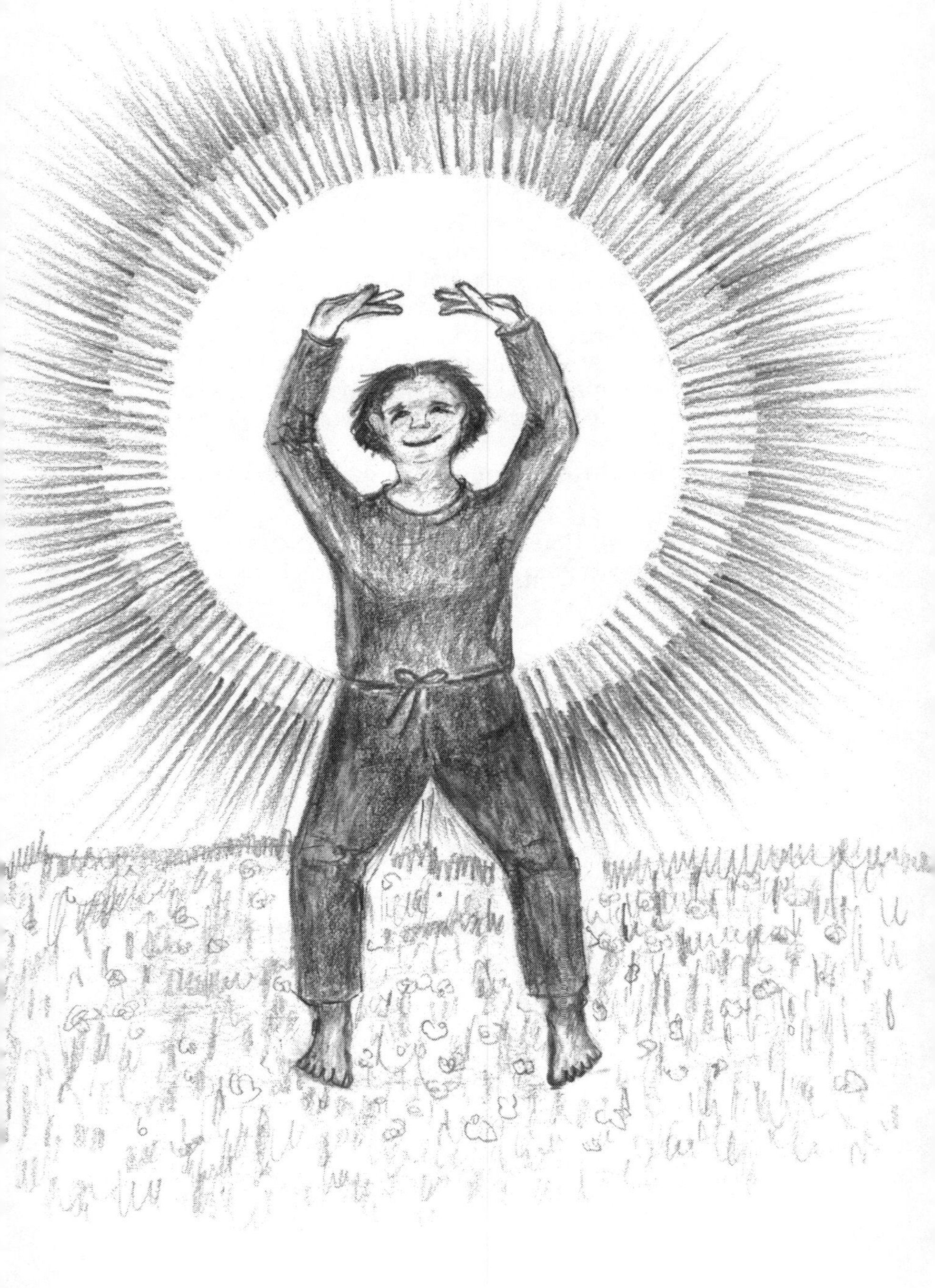

Kleine Chi-Übung

- Stelle Dich geistig darauf ein, dass Du Chi-Übungen machst.
- Sei aufmerksam, aktiviere Deine Sinne.
- Stehe in „Reiterposition" – die Fußspitzen sollten gerade nach vorne zeigen (siehe Skizze).
- Recke Dich mit beiden Armen langsam nach oben zum Himmel, stehe gleichzeitig mit Deinen Füßen fest auf der Erde und spüre den Druck auf den Fußsohlen.
- Atme dabei ein.
- Während des Ausatmens streifst Du mit Deinen Händen langsam und gleichmäßig den Himmel entlang – seitlich nach unten – bis beide Hände sich vor dem Körper berühren.
- Fühle, dass Du die Himmelsenergie in Deinen Armen empfängst!

Wiederhole diese Übung so oft, wie Du Dich wohlfühlst, mit fließender Atmung und mit einem Lächeln in Mund und Augenwinkeln.

氣功

Chinesisch: Qi Gong = Chi-Kung

„Yin und Yang" – die Einheit in der Dualität

Die Lehre von Yin und Yang

Yin und Yang sind die Hauptbegriffe der taoistischen Energielehre. Fast jeder kennt heute dieses Symbol. Es ist ursprünglich ein Unterscheidungskriterium und ermöglicht einen direkten Bezug zur Erkenntnis unseres Lebens und unseres Handelns. Es repräsentiert das weibliche (Yin) und das männliche (Yang) Wirkungsprinzip: Das ganze Leben besteht aus diesen bipolaren Gesetzmäßigkeiten. Durch den ständigen Wechsel und Austausch zwischen den beiden Polen Yin und Yang entsteht eine energetische Schwingung, die Voraussetzung für den Fortgang des Lebens ist. Daher bilden Yin und Yang eine untrennbare, lebensnotwendige Einheit.

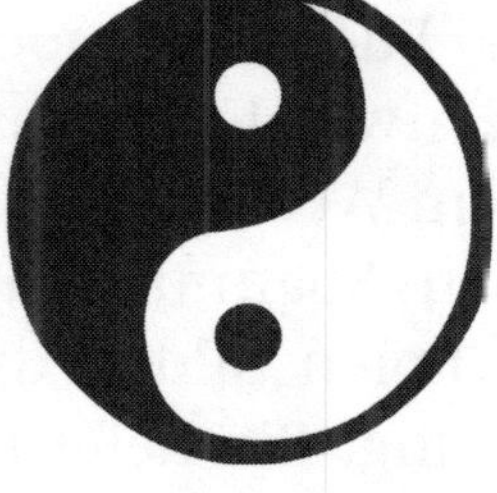

Yin und Yang

Das männliche Prinzip Yang ist nach außen hin ausgerichtet, sich ausdehnend und verflüchtigend, rechts rotierend, während das weibliche Yin sich dem Inneren zuwendet, sich sammelnd, zusammenziehend und Form gebend wirkt. Unsere menschliche Aufgabe liegt darin, beide Elemente in uns zu erkennen und sie auszubalancieren. Dabei gilt, dass in jedem Energiefeld ein kleiner Anteil des anderen enthalten ist: Im Yin ist Yang, im Yang ist Yin. Es gibt also nichts Absolutes. Verdrängt oder negiert man eines der beiden Prinzipien, bekommt man gewöhnlich Schwierigkeiten.

Balanciere beide in Dir aus, dann wirst Du Deine Mitte finden und damit auch Frieden. Vereine beide Eigenschaften, so wirst Du das Leben gewinnen und schöpferisch tätig sein.

Die Taoisten lehren seit mehr als 6000 Jahren diese Lebensphilosophie, deren Hauptanliegen die Harmonisierung von Yin und Yang ist. In der Mitte sind die Energien ausgeglichen und in Balance: „Nicht zu viel, nicht zu wenig, gerade richtig“ heißt ein alter Spruch. Extreme Handlungen oder Eigenschaften dagegen zerstören das Gleichgewicht.

Ich möchte Euch das noch etwas näher erläutern. Alle Entwicklungen und Fortschritte beruhen auf einem Wechselspiel der Gegensätze. Die entstehenden Spannungen zwischen den gegensätzlichen Polen bilden dabei den Motor für die Entwicklung. Sie liefern die zur Wandlung notwendige Energie. Wir sprechen oft von den „Hochs und Tiefs“ des Lebens, dem hin und her schwingenden „Pendel des Lebens“. Wenn wir zu weit in eine Richtung gehen, entwickeln wir uns einseitig, kommen „aus der Mitte“, und dementsprechend bekommen wir wieder Schwierigkeiten.

Auch im Gefühlsbereich ist dieses Gesetz der Wechselwirkung gültig: „Gut und böse“, „Freude und Trauer“, „Krieg und Frieden“, „Liebe und Hass“. Wir begegnen Yin und Yang also überall in und um uns. „Leben und Tod“, „Werden und Vergehen“ – alles steht im Spannungsfeld zweier Pole.

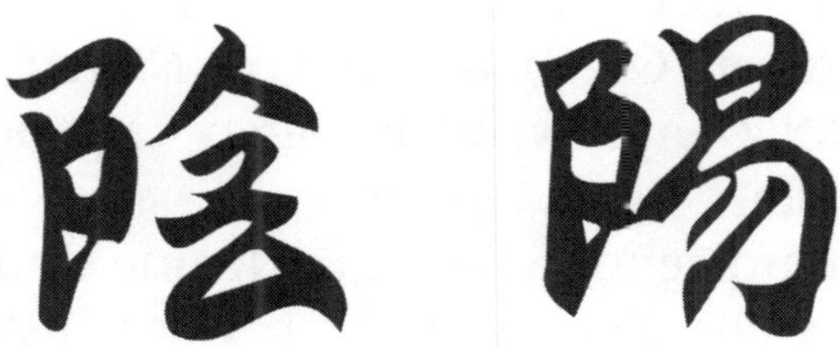

Chinesisch: Yin und Yang

Die „Sechs heilenden Laute“

Wie wir anfangs gesehen haben, ist es wichtig, unseren negativen Emotionen genau wie den positiven Raum zu geben und sie anzunehmen. Wenn allerdings Denken und Handeln zu viel und zu lange in Richtung „negativ“ tendieren, entstehen in unseren Körpergeweben Verhärtungen und Knoten, die das Leben im gesunden Wechsel behindern und uns aus dem Gleichgewicht bringen. Daher sollten wir uns darum kümmern, unsere negativen Gefühle wie Angst, Misstrauen, Zorn, Hass, Trauer, Missmut oder Sorge immer wieder loszulassen und so unsere Energien ins Positive zu transformieren. Eigenschaften wie Vertrauen, Güte, Freundlichkeit, Fröhlichkeit, Mut, Offenheit, Rechtschaffenheit und Ausgeglichenheit werden gestärkt.

Hierzu gibt es eine wunderbare Übung aus dem Tao Yoga. Sie heißt die „Sechs heilenden Laute“.

Man arbeitet dabei freundschaftlich an seinen inneren Organen – Lunge, Nieren, Leber, Herz, Milz und wandelt deren Organenergie positiv um.

Nachfolgend stelle ich Euch eine Übung aus diesen „Heilenden Lauten“ vor. Das vollständige Programm für alle Organe würde ich vorschlagen, unter Anleitung eines/er Tao Lehrer(s)/in persönlich zu erlernen, der Euch dann auch bei eventuell am Anfang auftretenden körperlichen Reaktionen beratend zur Seite stehen kann[4]. Zur Vorbereitung gibt es einige sehr gute Bücher zu diesem Thema (siehe Literaturempfehlungen).

Wenn ihr zum Beispiel des öfteren Zorn verspürt oder gar unter Zornesausbrüchen leidet, ist das ein Zeichen, dass Eure Leber überfüllt ist. Durch falsche Ernährung, zu viel Kaffee, übermäßigen Medikamentenkonsum und nicht zuletzt durch unsere Umweltgifte ist unsere Leber meist schon so belastet, dass jeder von dieser Übung profitieren kann.

Die heilenden Laute für die Leber

Sitzend, stehend oder auch liegend könnt Ihr zunächst mit beiden Händen unter dem Rippenbogen auf der rechten Seite Euren Leberrand mit etwas Druck massieren.

Dann legt Eure Hände auf die Lebergegend und fühlt ganz achtsam hinein. Verbindet all Eure Sinnesorgane, ganz besonders Eure Augen mit der Leber. (Die Augen sind Kinder der Leber.)

Während des Einatmens mit den Händen etwas Druck auf die Leber ausüben und beim Ausatmen allmählich nachlassen (langsam). Das Ausatmen sollte mit einen Zisch-Laut verbunden sein, als würde man um Ruhe bitten.

TSCHÜÜÜ——

Wiederholt dieses Atmen einige Male, denkt an die frische grüne Farbe der Bäume im Frühjahr und lächelt dabei in die Leber hinein – mit einem Gefühl von Freundlichkeit und Großmut. (Denn dies sind die positiven und lebendigen Eigenschaften Eurer Leber.)

Auf diese Weise wandelt und transformiert Ihr Eure negative Leberenergie in positive. Am besten übt Ihr täglich, aber Ihr könnt es natürlich bei aufsteigendem Zorn oder Wut auch direkt einsetzen. Die Wirkungen sind verblüffend.

Für mich selbst bewirkten die „Sechs heilenden Laute“ nicht nur eine innere Umwandlung meiner emotionalen Qualitäten, sondern es wandelte sich auch die Wahrnehmung meiner Umgebung ins Positive!

Am Anfang meiner Heilungszeit war es mir regelmäßig schwindlig und schlecht, wenn ich übte. Manchmal fühlte ich dunkle Wolken aus mir weichen und mir wurde unbehaglich. Aber ich spürte, wie notwendig es war, meine Organe von all diesen negativen Stauungen zu befreien. Mir wurde klar, es war kein Wunder, dass ich vorher so krank gewesen war.

Diese Arbeit an uns ersetzt jedoch keine Medikamente oder andere Mittel. Wir müssen sie zudem für uns selbst tun!

Nochmals möchte ich Euch ans Herz legen, Eure negativen Eigenschaften nicht zu bekämpfen! Versucht sie anzunehmen und ins Gleichgewicht zu bringen. Je gütiger wir mit uns umgehen, desto besser können sie sich in uns umwandeln. Behandeln wir uns selbst liebevoll, dann können wir auch unseren Mitmenschen liebevoll begegnen.

Es fällt anfangs in der Regel schwer, die eigenen dunklen Seiten wirklich anzunehmen – vor allem, wenn wir dazu erzogen wurden, immer lieb zu sein. Mir wollte es auch lange nicht gelingen. Ich merkte aber, dass jedes Mal, wenn ich es geschafft hatte, mich eine gewisse Stärke und Kraft erfüllten. Manchmal, wenn ich doch mit schlechten Gedanken eingeschlafen war, wachte ich morgens schwer und steif auf, oft sogar mit schmerzendem Körper. Erlebt Ihr das auch so?

Meine 10tausend Kinder, Ihr tut gut daran, die „Sechs heilenden Laute“ täglich zu üben, und zwar am besten abends, bevor Ihr ins Bett geht. Probiert es drei Wochen bis drei Monate lang aus. Dann zieht Bilanz und schreibt mir, welche Erfahrungen Ihr damit gemacht habt.

Das göttliche und tierische Wesen Mensch

Betrachtet man uns Menschen unter dem Gesichtspunkt von Yin und Yang, so wird unsere materielle und immaterielle Seite sichtbar: der Körper und die Seele.

Unsere Seele wohnt im Körper und sehnt sich nach dem Göttlichen. Glückseligkeit, Liebe und alle anderen Tugenden nähren sie. Unser Körper verlangt Nahrung und braucht unsere Pflege. Er lebt nach dem Prinzip des Überlebens und der Arterhaltung, mit anderen Worten, nach dem Gesetz „töten und getötet werden".

Wenn es um sein Leben geht, kann ein Mensch sehr leicht egoistisch, aggressiv, rücksichtslos oder sogar brutal und „zum Tier" werden.

Wer sich seiner Eigenschaften und Emotionen bewusst ist, kennt auch die verborgenen Elemente seines tiefsten Inneren und deren Auswirkung auf sein Verhalten. Wir Menschen sind zugleich göttliche (seelische) und tierische (körperliche) Wesen. Beides ist in uns, entweder in Frieden miteinander oder im Konflikt, – meist mal in Frieden, mal im Konflikt. Auf den ersten

Blick erscheint dies als menschliches Dilemma. Das seelische Wachstum wird durch körperliche Bedürfnisse gebremst und die körperliche Wildheit wird durch das Gewissen von der Seele kontrolliert. Aber auch hier gilt: Gutes und Böses sind menschliche Eigenschaften und Böses kann nicht einfach negiert und wegretuschiert werden. Beides existiert mit- und nebeneinander, und niemandem wird es gelingen, seine negativen Eigenschaften ganz und gar zu vernichten, solange er sich im körperlichen Dasein befindet.

Durch unsere geistige Stärke können wir das Gute und das Böse unterscheiden und kontrollieren bzw. ausbalancieren. Dennoch – wir befinden uns alle an einem bestimmten Punkt unseres individuellen Entwicklungsprozesses, und es geht einfach darum, mit Geduld, Liebe und Nachsicht uns selbst und die anderen zu unterstützen.

Der Geist ergänzt Seele und Körper. Er kann auf beide lenkend einwirken und übernimmt daher im besten Falle eine Führungs- und Vermittlerrolle. Der Geist vermag die seelischen und die körperlichen Belange zu erkennen und sie in Balance zu halten. Wird er dieser Aufgabe nicht gerecht, entwickeln wir uns einseitig. Falls die körperliche Wildheit dominiert, so werden wir egozentrisch, rücksichtslos und gierig. Wird die seelische Seite überbetont, verlieren wir den Bezug zur Realität, wir sprechen von Abgehobensein oder davon, den Boden unter den Füßen zu verlieren.

Wenn unser Körper am Ende unseres Lebens verbraucht ist, verlässt ihn die Seele. Wir nennen das Sterben.

Ein so genannter „komatöser Zustand" bedeutet, dass die Seele aus dem Körper gegangen ist und der Körper alleine weiterlebt. Oft erleben wir das bei Operationen in Narkose: Die Seele schlüpft hinaus und beobachtet ihren Partner, den Körper und alles was mit ihm geschieht. Auch durch einen großen Schreck oder Schock – etwa bei einem Unfall – können wir ins Koma fallen. Manchmal geschieht es dann, dass die Seele weit wegläuft und ihren Körper nicht alleine wiederfindet.

Auch während wir schlafen, befreit sich unsere Seele gelegentlich von den körperlichen Begrenzungen, macht sich selbständig und wandert in der Sphäre umher. Das ist ein ganz normaler Vorgang zur Regeneration unserer Seele. Wenn dies jedoch in zu starkem Maße passiert, kann es einen gefährlichen Zustand erzeugen. Körper und Seele dürfen ihre Verbindung nicht verlieren, sondern sind darauf angewiesen, sich gegenseitig zu respektieren und liebevoll miteinander umzugehen. Wird das Band zwischen ihnen zu lange unterbrochen, ist es nur schwer oder gar nicht wiederherzustellen.

In der Schöpfung liegt Leiden

Wie wir gesehen haben, ist es wichtig, dass wir unsere inneren (seelischen) und äußeren (körperlichen) Signale erkennen, sie miteinander in Verbindung bringen und sie verstehen. Dazu bedarf es stetiger Achtsamkeit und Flexibilität.

Wer aber kann das im Alltag wirklich umsetzen? Es ist schwer, alle Bedingungen gleichzeitig und immer zu erfüllen. Schließlich leben wir in einer grob materiellen Welt, wir möchten uns nicht „fressen“ lassen, wollen vorwärts kommen, Herausforderungen meistern und Prioritäten setzen. Dabei vergessen wir nur allzu leicht unser wichtigstes Gut: UNS SELBST.

So entstehen Überlastung, Verkrampfung, Vernachlässigung, Missgeschicke, Unfälle, negative Emotionen und Krankheit. Ich denke, die Schwierigkeit und Aufgabe unseres Lebens liegt in der fortwährenden Wandlung der Umstände und seiner Entwicklung. Wir leben im Spannungsfeld polarer Kräfte und es bedarf stetige Achtsamkeit und Übung, diese Situation zu meistern.

Kontemplation des Leidens

Leiden gehört zum Lebensprozess, aus dem (schmerzvollen) Chaos entsteht Neues. Krankheit ist ein Hilfeschrei des Körpers. Heilung ist ein Weg der Befreiung, ist Wiederherstellung von verlorengegangener Harmonie. Geht hindurch, durch Schmerzen und Pein, unterbrecht den Prozess nicht! Bleibt ruhig und lasst Euch helfen bei diesem wichtigen Schritt.

Lasst Chi in Euch fließen. Sammelt alle bejahenden Kräfte in Euch und lächelt Euch zu.

Am Ende werdet Ihr merken, dass Euer Atem frei ist und Ihr frei geboren seid. Freut Euch!

Eine kleine Übung zur Selbstakzeptanz

- Mache es Dir bequem, im Sitzen oder Liegen, entspanne Dich.
- Lächele Dein Herz an und Deinen Bauch.
- Lege Deine Hände auf Deinen Bauch, wenn Du kannst, massiere ihn ein wenig und sage zu Dir:
- „Ich respektiere und liebe mich mit all meinen Fehlern, ich respektiere und liebe mich mit all meinen Schwächen, ich respektiere und liebe mich mit all meinen Schmerzen."

Wiederhole diese Sätze jeweils dreimal.
Sprich innerlich langsam und deutlich.
Übe jeden Tag mindestens einmal vor dem Schlafengehen.

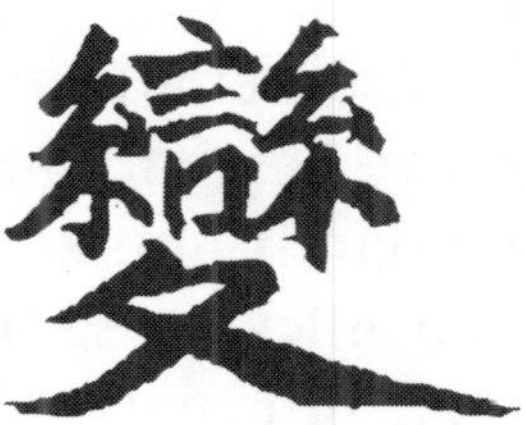

Chinesisch: Biang = die Veränderbarkeit

Heilt Euch selbst

Versöhnung – der erste Schritt

Die erste Aufgabe auf unserem Weg zu Ganzheit und somit zur Heilung besteht in der Versöhnung – mit uns selbst und mit den anderen. Jeder von uns hat ursprünglich ein natürliches Bedürfnis, gütig und nett zu anderen zu sein. Aber dieses Bedürfnis kann nicht gelebt werden, solange die „tierischen Elemente“ in uns dominieren.

Der hohe Stellenwert der (geldwerten) Leistung in unserer Gesellschaft und die daraus resultierende intensive Beschäftigung mit Dingen, die uns Geld (und damit Anerkennung) einbringen, lenkt unseren Blick einseitig in eine Richtung. Wir kämpfen um materiellen Erfolg und scheuen uns dabei nicht, unsere Ellenbogen zu benutzen – nach dem Motto: „Wenn ich es nicht bekomme, bekommt es der andere.“ Unabhängig vom intellektuellen Niveau der Menschen lässt sich dieses Verhalten fast überall in verschiedenen Variationen beobachten. Falls es jemandem in unserer Umgebung besser geht als uns selbst, spüren wir – wenn wir ehrlich zu uns selbst sind – oft ein bohrendes Gefühl und bekommen Bauchschmerzen. Dieses Gefühl scheint völlig legitim zu sein, wir nennen es „Konkurrenz". In der Tierwelt können wir dieses Verhalten sehr gut beobachten. Seit frühester Zeit hat sich das Konkurrenzverhalten bis heute erhalten, besonders in unserer „zivilisierten" Welt.

Dennoch sitzt tief in unserem Inneren ein ursprüngliches Bedürfnis, gütig und rechtschaffen zu sein. Deswegen verspüren wir manchmal ein schlechtes Gewissen, wenn wir uns allzu rigoros durchgesetzt haben. Wir haben Schuldgefühle. Um das wieder auszugleichen, tun wir dann übermäßig Gutes und ergreifen so die Flucht vor uns selbst. Zum Beispiel versuchen wir aus solch einer inneren Verlegenheit, anderen Menschen eine große Freude zu bereiten, müssen dann aber feststellen, dass dieser Versuch eine Bauchlandung erleidet. Die „große Freude" kommt nämlich bei dem solchermaßen Bedachten als Last an.

Aber auch, wenn wir in die gegenteilige Haltung verfallen und uns zu sehr kritisieren, bringt das Ungleichheit und Unfrieden. Das heißt andererseits natürlich nicht, dass wir unseren negativen Seiten unkontrolliert freien Lauf lassen sollen. Wer sein „Tiersein" ein wenig vermenschlichen will, muss an seine guten Eigenschaften appellieren und sie stärken. Positive Gedanken bringen hilfreiches Chi mit sich.

Versöhnungsübung

Lächele Deinen Schwächen zu! Das ist ein Akt der Versöhnung. Du wirst bald spüren, wie dankbar Deine Seele reagiert.

Wenn Tränen kommen oder Du müde wirst, sind das Zeichen, dass die Blockaden sich lösen. Lobe Dich dann und freue Dich. Deine Wunden heilen durch die Versöhnung mit Dir selbst.

Lächele in Deine vergangene Zeit, in die schmerzlichen Erinnerungen und den Menschen zu, die Dich verletzt haben. Lächle den Menschen zu, die Du verletzt hast.

Schließlich bist Du heute stark durch all Deine Erfahrungen aus der Vergangenheit.

Auch Versöhnung ist ein Akt der Heilung. Nicht nur Heilung in der Beziehung, sondern Heilung der eigenen Seele. Eine grundlegende Heilung muss daher von innen vollzogen werden, ganz gleich, wie der Name einer Krankheit heißen mag. Lassen wir deswegen jede Unterstützung von außen nur eine zusätzliche Hilfe werden für unser eigenständiges Bemühen um Gesundung.

Es ist höchst unbequem, alte Gewohnheiten zu ändern, Meinungen loszulassen. Manchmal erscheint es uns sogar leichter, unsere Krankheiten zu ertragen, als uns auf diese innere Arbeit einzulassen! Aber wenn wir dazu nicht bereit sind, dann beseitigen wir selbst bei medizinisch erfolgreicher Behandlung nur die äußeren Symptome. Die ursprünglichen Auslöser unserer Krankheit sitzen immer noch in uns und gären weiter bis zum nächsten Ausbruch.

Unser menschlicher Körper hat im Laufe der Zeit eine Reihe von Symptomen hervorgebracht, für die die Wissenschaft allerlei exotisch klingende Namen erfand. Zu jedem Symptomenbild wurde nach einem Gegenmittel geforscht, es bildeten sich sogar Spezialisten heraus, die sich nur mit ganz spezifischen Krankheitserscheinungen beschäftigen. Alle bemühen sich nach Kräften, die Symptome zu beseitigen! Ist das erreicht, bleibt dem betroffenen nichts anderes übrig, als den nächsten Krankheitsausbruch abzuwarten. In ihm macht sich unsere Seele erneut bemerkbar.

Viele unter uns verbringen einen Großteil ihres Lebens mit dem Wegwischen ihrer körperlichen Signale. Schmerzen, Ärger, Warten auf Genesung, Angst, dazu oft noch Demütigungen von ungeduldigen Ärzten und Therapeuten – das alles nehmen wir auf uns, statt uns um uns selbst zu kümmern!

Machen wir uns bewusst, dass wir die Entscheidung selbst treffen dürfen, welchen Weg wir einschlagen.

Wie überwinde ich alte und neue Kränkungen?

Das Loslassen und Versöhnen mit der Vergangenheit ist nicht so schwer, wenn man die Notwendigkeit dazu erkannt hat. Es ist jedoch schwieriger, wenn man im Alltag wiederholt Kränkungen erlebt. Beispielsweise in Form des immer mehr zunehmenden Mobbing am Arbeitsplatz, wo man die verantwortlichen Personen oft nicht umgehen kann.

Es lohnt sich, Versöhnungszeremonien zu seinem Tagesritual werden zu lassen. Überlegt Euch auch, warum diese Person ausgerechnet Euch quält. Vielleicht erregt Ihr ihren Neid, vielleicht braucht sie Anerkennung von Euch? Oder es dominieren einfach ihre negativen Eigenschaften und sie quält andere mit Vergnügen. Wie auch immer, die Lösung ist Versöhnung!

Verzeiht, schaut die Person genau an, findet ihre positiven Seiten heraus, dann sprecht hin und wieder anerkennende Worte, macht Komplimente. So könnt Ihr vielen „Angreifern" den Wind aus den Segeln nehmen und die Kursrichtung ändern. Auch eine gegenseitige Aussprache kann helfen. So kann man aus Feindschaft Freundschaft zaubern.

Vielleicht widerspricht Eure innere Stimme: „Nein, ich behalte lieber Recht! Ich gebe nicht auf! Was habe ich verbrochen, dass ich mich mit so einem versöhnen soll! Das ist verdammt ungerecht!"

Früher saß ich jeden Morgen mit Wut im Bauch und knirschenden Zähnen im Badezimmer (weil dort der einzige ungestörte Ort war) und hielt in Gedanken meinen Feind in den Armen, während ich „Ich liebe Dich" und „Gott segnet Dich" zu ihm sagte. Mein Herz klopfte laut und mein Bauch zwickte, doch ich übte ein ganzes Jahr lang und noch länger! Mit der Zeit konnte ich es besser, und schließlich konnte ich es mit offenem Herzen. Es war wundervoll zu erfahren, dass ich seitdem nicht nur von Feindseligkeit befreit bin, sondern die beste und intimste Freundin meiner Feinde wurde!

Meine lieben 10tausend Kinder, ich werde Euch die Meditationsübung für diese Verwandlung später verraten, zunächst sende ich Euch eine magische Formel zur Selbstheilung.

Die Magie des Heilens

Deine Seele sehnt sich nach Frieden. Versöhnen mit der Vergangenheit und Üben des Inneren Lächelns sind die ersten Schritte auf dem Weg zur Heilung.

Sieh die Dinge, wie sie sind und nicht, wie Du sie haben möchtest. Das schafft Klarheit und ebnet den Weg zu Seelenfrieden und innerer Ruhe. Ruhe stärkt die geistige Kraft und vermehrt die Körperenergie.

Führe täglich eine Versöhnungsmeditation aus, denn Versöhnung harmonisiert Yin und Yang.

Persönlichkeitsentwicklung hängt von der Entwicklung der Spiritualität ab. Spirituelle Entwicklung bedeutet, im Alltag Achtsamkeit zu üben und „Lieben" zu lernen.

Stelle Dich Deinen Aufgaben, bewahre Deinen persönlichen Platz und arbeite an Dir. Die Lebenskraft steigt durch Deine innere Stärke, dies wiederum stärkt die ganze Welt. Lächele Dir und der Welt zu!

Unsere eigene Vergangenheit

Unsere Vergangenheit ist ein Abschnitt der persönlichen Entwicklung. Wollte man sie mit einem Baum vergleichen, so ist sie der Stamm, aus dem Äste und Zweige entstehen, die Blätter und Blüten tragen. Unsere Vergangenheit ist der Vorläufer unseres jetzigen Lebens und bestimmt seine Fortsetzung. Daher sollten wir alle vergangenen negativen Taten und Erinnerungen „reinigen“, damit die Lebensenergie ungehindert fließen kann.

Das bedeutet Versöhnung mit sich selbst. Schließt Frieden mit Euch, ganz egal, wie Eure Vergangenheit gewesen sein mag. Euere Fehler oder Eure Missetaten waren eine wichtige Erfahrung für Euch, denn Ihr habt ja aus ihnen gelernt. Gebt Eure Fehler zu, steht zu ihnen und nehmt Euch fest vor, es künftig besser zu machen. Dann lasst die Vorwürfe und Schuldgefühle beiseite, versöhnt Euch mit Euch selbst, genau wie Ihr Euch auch mit Eurem besten Freund versöhnen würdet. Lächelt Euch zu, innerlich und auch vor dem Spiegel. Mit all Euren Schwächen und Stärken seid Ihr wertvolle Geschöpfe dieser Welt.

Jeder Mensch besitzt die Fähigkeit, sich zu versöhnen. Das liegt in unserer Natur, da wir alle aus dem unendlichen Chi stammen, aus der bedingungslosen unendlichen Liebe. Appelliert an Eure guten Eigenschaften. Seid nachsichtig mit Euch und heilt die alten Schmerzen. Weint, wenn Ihr könnt. Wenn Ihr Reue empfindet, ist das gut, denn Weinen reinigt. Ihr werdet bald spüren, wie dankbar Eure Seele reagiert. Wenn Tränen kommen oder wenn Ihr müde werdet, ist das ein seelisches Zeichen. Schlaft, wenn Ihr könnt – und es wird ein Heilschlaf sein. Lobt Euch nach dem Aufwachen und freut Euch, dass Ihr bereits ein Stück weiter Eure alten Wunden geheilt habt!

Geht aber bei allem langsam und behutsam mit Euch um. Wenn Ihr Euch zu schnell und „alles auf einmal" heilen wollt, kann es zu heftigen Reaktionen kommen. Eventuell werdet Ihr dann nur schwer aus Eurer „Heilkrise" heraus kommen.

Ich möchte Euch hier nun, wie bereits versprochen, zwei Übungen mit auf den Weg geben, um Euch zu versöhnen.

Übung 1

Diese Übung habe ich von einem mexikanischen Schamanen gelernt und etwas umgewandelt. Ich benutze sie, um immer wiederkehrende negative Gedanken zu neutralisieren.

- Setze Dich hin, stehe oder liege, wenn die quälenden Gedanken auftauchen. Atme tief ein und aus und drehe dabei Deinen Kopf nach links und rechts:
- links – einatmen, rechts – ausatmen, dann einmal ohne Atem links und rechts; links – 2. Mal einatmen, rechts – ausatmen, einmal ohne Atem links und rechts; links – 3. Mal einatmen, rechts – ausatmen, usw.
- Stelle Dir dabei genau die Einzelheiten Deiner quälenden Erinnerungen vor. Atme solange weiter, bis die Erinnerung verblasst. Kommen die negativen Gedanken erneut, wiederhole die Übung.

Mit der Zeit wirst Du merken, dass die quälenden Gedanken neutralisiert sind. Das heißt, Du kannst Dich zwar daran erinnern, aber sie stören Dich nicht länger.

Übung 2

Ich lernte diese Übung ganz am Anfang meiner Heilungszeit von dem amerikanischen Heiler Bob. Sie ist heute noch aktuell und heißt „Die rosa Meditation". Es ist auch die Versöhnungs-Meditation, die ich über ein Jahr lang im Badezimmer geübt habe.

- Setze Dich aufrecht hin, atme tief ein und aus. Stelle Dir in Deinem Herzen eine lebendige rosa Farbe vor. Dieses Rosa kreist und kreist in Deinem Herzen, dehnt sich immer weiter aus, in Deinem ganzen Körper und darüber hinaus. Du sitzt nun inmitten von rosa Wolken, deren Ursprung Dein Herz ist.
- Gehe in Dich und sage Dir dreimal sehr deutlich: „Ich liebe mich, ich bin in Frieden mit mir, Gott segnet mich."
- Mache Deine rosa Wolken danach noch größer und stärker. Bringe nun Deinen ärgsten Feind ins Rosa hinein, direkt vor Dein Herz. Schaue Deinem Feind/in direkt in die Augen und sage deutlich und langsam (dreimal):
- „Ich liebe dich, ich bin in Frieden mit dir, Gott segnet dich." Umarme Deine/n Feind/in und lasse ihn/sie frei, lasse ihn/sie nach Hause gehen.

Als weitere Übung würde ich Euch dringend empfehlen, die „Sechs heilenden Laute" bei einem Healing-Tao-Lehrer zu lernen. Sie sind sehr heilsam und gehen noch stärker in die Tiefe.

Seid Euch immer bewusst, dass Ihr Euch, wo Ihr auch gerade steht, heilen, stärken und entwickeln könnt. Es mag sein, dass der eine oder andere einen längeren Zeitraum dazu benötigt und es etwas Mühe kostet. Aber es ist für jeden möglich! Erwartet keine sofort sichtbaren Ergebnisse, sondern seid geduldig mit Euch, arbeitet weiter und lernt aus den kleinen – und großen – alltäglichen Dingen. Vergesst dabei nicht Eure

Lebensfreude auch an den winzigsten Kleinigkeiten!

Wenn Ihr diese Richtlinien beachtet, schafft Ihr eine gute Grundlage für Eure seelische Entwicklung.

笑

Chinesisch: Xiao = das Lachen

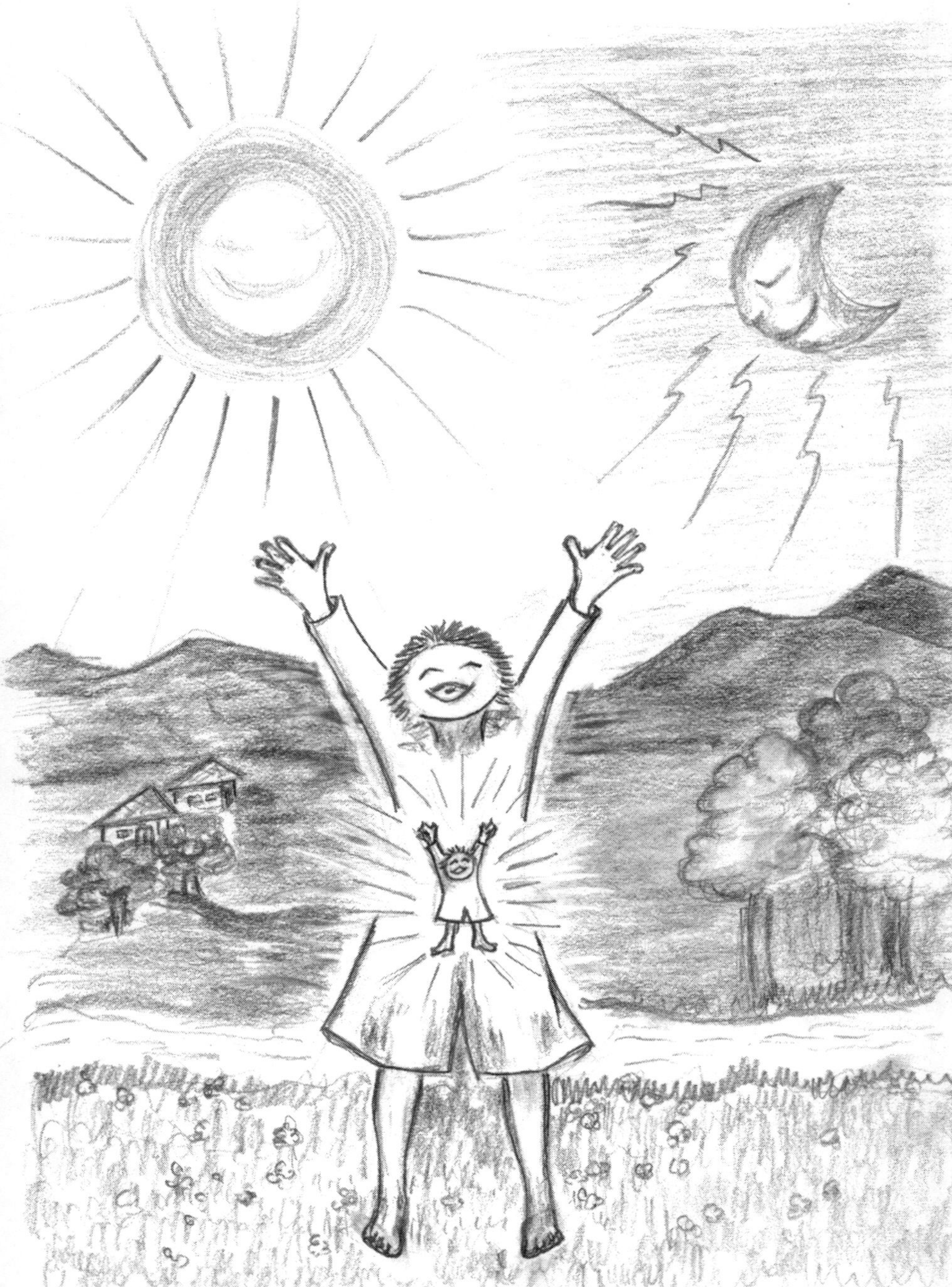

Die innere Arbeit

Wie erlange ich innere Stärke?

Innere Stärke bedeutet nicht Härte der Persönlichkeit. Sie ist keine Sturheit und hat nichts mit Durchsetzungsvermögen zu tun. Auch besteht sie nicht in der Vertretung von Theorien, Ideen oder in Kopflastigkeit. Vor allem geht es nicht um das Gewinnen gegenüber anderen.

Die innere Stärke beruht auf der persönlichen, in jedem ruhenden Kraft. Wer große innere Stärke besitzt, ist maßvoll, ruhig und ausgeglichen. Er ist kraftvoll, selbstbewusst, weise, bedächtig, behält den Überblick. Innere Stärke macht geistig flexibel und dazu fähig, ein Ereignis zu überschauen, vor allem aber auch Klarheit zu erlangen.

Unabhängig von Bildungsstand oder sozialem Niveau können wir durch die Arbeit an uns selbst innerlich stark werden. Sammelt innere Ruhe, indem Ihr Euch versöhnt, vereint und heilt. Dazu sind taoistische Übungen ideal. In der ersten Phase des Trainings empfehle ich folgende körperbezogenen Übungen:

Mein Konzept zur Gewinnung von innerer Stärke

- Übung des Selbstvertrauens und der Selbstliebe (Das Innere Lächeln, s. S. 31)
- Versöhnung mit der Vergangenheit (Übungen s. S. 70)
- Klärung der Emotionen (Sechs heilende Laute, Fusion und andere Übungen des Tao-Yoga, und des stillen Chi-Kung)
- Zentrierung im Bauch und Verbinden mit dem Universum (s. S. 90)
- Übungen zur Anregung des Energieflusses im Körper (kleiner und großer Energiekreislauf, Chi-Kung, Tao-Yoga und andere)
- Klärung und rechte Nutzung von sexueller Energie (Tao-Yoga)
- Die richtige Zielsetzung (s. S. 128)

Durch innere Stärke können wir selbständig und eigenverantwortlich sein. Wer das verwirklicht hat, kann auch anderen Selbständigkeit vermitteln. Wer wirklich frei ist, kann auch anderen Freiheit gewähren.

Das, was wir tief in unserem Inneren begriffen und uns klargemacht (verinnerlicht) haben, macht uns stark, und durch die so gewonnene Kraft können wir uns von mancherlei lästigen Gewohnheiten oder überflüssigen Dingen befreien und sie loslassen. Durch diesen Loslösungsprozess wiederum setzen wir die durchs Festhalten gebundenen Energien frei. Schädliche Gewohnheiten kann man jedoch nicht mit Gewalt loswerden. Unser Körper hat sich nämlich an viele schlechte Verhaltensweisen gewöhnt. Das Kreislaufsystem hat sich ihnen angepasst und darauf eingestellt, um unsere Fehlhaltung zu kompensieren. So entsteht ein eingespieltes Team, wenn auch in kläglicher Qualität. Würde ein starker Kaffeetrinker beispielsweise plötzlich damit aufhören, könnte sein Organismus in eine schwerwiegende Krise geraten. Eine milde „Heilkrise“ darf man als hilfreich betrachten. Schwerwiegende Heilkrisen aber können Unheil anrichten, denn der abhängig und schwach gewordene Organismus ist nicht in der Lage, eine zu große Krise zu verkraften. Grundlegende Heilung kostet Anstrengung, starke Willenskraft und Zeit.

Jeder von uns hat damit sicher seine eigenen Erfahrungen und weiß, wie schwierig es ist, Gewohnheiten zu ändern. Wir spüren jedoch im Inneren, dass jegliche Wandlung möglich ist, wenn wir uns unsere Situation bewusst machen und sie wirklich verbessern wollen.

Schleicht Euch langsam und geschickt aus Euren Gewohnheiten. Erfindet Tricks, wie Ihr Euren Körper allmählich umstellen könnt. Verliert dabei nicht Euren Humor und Eure Freude zu WERDEN! Verhandelt mit Euren Gewohnheiten und macht ein Geschäft mit ihnen, z.B.: „Wenn Du mich jetzt zwei Stunden arbeiten lässt, will ich für Dich eine Stunde faulenzen!“

Wenn Ihr mit dem Kaffeetrinken aufhören wollt, schenkt Euch nur eine halbe Tasse ein und füllt den Rest mit heißem Wasser auf. Wenn Ihr nach einiger Zeit an diesen verdünnten Kaffee gewöhnt seid, dann mischt ihn im Verhältnis 1:2 usw. Macht Euch klar, dass der Kaffee schädlich für Euch ist. Auf diese Weise könnt Ihr trainieren, allmählich loszulassen.

Freut Euch jedes mal, wenn Ihr einen kleinen Schritt weiter seid! Und verurteilt Euch nicht, wenn Ihr es mal nicht schafft, sondern macht einfach weiter.

Das Loslassen der eigenen Kinder

Heutzutage hören und gebrauchen wir das Wort „Loslassen" sehr häufig. Ich meine, das hat mit dem bekannter werden des Buddhismus in Europa zu tun. Dieser Glaube lehrt das Ablegen jeglicher Last, die den inneren Frieden stören könnte. Buddhistische Mönche und Nonnen scheren ihren Kopf kahl und tragen eintönige, bescheidene Gewänder zum Zeichen des Losgelöstseins von allem, was sie mit dem irdischen Dasein verbindet. Gut, jene Mönche und Nonnen haben sich vom diesseitigem Leben verabschiedet.

Aber was bedeutet „Loslassen" für uns, die wir unser irdisches Leben meistern dürfen? Für uns gilt das Loslassen lediglich als Befreiung und Freiwerden von Störungen, das heißt, wir wollen auch nicht auf andere störend einwirken. In diesem Sinne möchte ich hier über das Loslassen bzw. über das Festhalten der heranwachsenden eigenen Kinder sprechen. Kinder werden bei der

Geburt von der Mutter körperlich abgenabelt, geistig nabeln sie sich normalerweise während der Pubertät ab. Diese Lebensphase ist für das Kind ein wichtiger Übergang zum Erwachsensein und für die Mutter und den Vater eine Chance loszulassen. Wenn Eltern und Kinder diese Gelegenheit verpassen und dieser Prozess nicht stattfindet, kann sich das auf das weitere Leben beider Seiten ungünstig auswirken. Das Kind wird kaum selbständig und eigenverantwortlich werden.

Das eigene Kind loszulassen bedeutet nicht, dass wir uns nicht mehr für es interessieren oder es gar ignorieren sollen. Vielmehr respektieren wir seine freien Willensentscheidungen. Es muss sich von uns frei fühlen, um erwachsen zu werden und sich selbständig auf seinen Lebensweg zu begeben. Natürlich ist es selbstverständlich, dass Eltern sich um ihre Kinder kümmern und ihnen beratend zur Seite stehen. Die Eltern brauchen den Weg des Kindes jedoch nicht durch zu starke Einflussnahme zu behindern. Sie sollten die Kinder vor allem niemals gegen ihren Willen zu etwas zwingen!

Freiheit bedeutet wiederum nicht, ohne Grenze oder maßlos zu sein. Wir Eltern können unseren Kindern aus unseren Erfahrungen einen gewissen Rahmen vorgeben, bis sie eigene Verantwortung tragen können.

Meine lieben 10tausend Kinder, entfaltet Euch nach Eurem Ermessen. Setzt Eure Begabungen und Fähigkeiten so gut Ihr könnt in der täglichen Realität Eures Lebens um. Um so gründlicher lernt Ihr durch die Konsequenzen Eures Handelns. Das ganze Universum liebt Euch!

Das Loslassen des Egos

Das „Ichbewusstsein", unser Ego, ist die Identifikation mit unserem persönlichen Wesen. Eigene Erfahrungen beziehen sich ausschließlich auf die persönlichen Wahrnehmungen und sind ichbezogen. Wenn wir an uns arbeiten, dann sind das „Ich bin"-Bewusstsein und „Bei-uns-selbstsein" wichtige Voraussetzungen.

Seid einig mit Euch selbst und pflegt Euer Wesen. Ihr seid einmalig, nicht reproduzierbar. Was immer Ihr empfindet, gilt für Euch, und das ist Eure eigene Wahrheit.

Das so oft gepriesene „Loslassen des Egos" kann leicht zu Missverständnissen führen. Was soll man denn loslassen, wenn man nichts hat? Die Voraussetzung, um loslassen zu können, ist, dass wir zunächst einmal wir selbst sind, unser Ego also innere Stärke gewonnen hat, stabil und erfahren ist. Unsere Emotionen, Verhaltensweisen, Gedanken und deren Ursprünge wollen zuerst gelebt und erlebt sein, wollen erkannt werden, so wie ein Schulkind zu Anfang den ganzen Lernstoff bewältigt und. Hat es ihn dann gemeistert, braucht es anschließend nichts mehr davon festzuhalten.

Anfangs bedeutet Loslassen lediglich, nicht an seinen Meinungen und Gewohnheiten zu kleben, sondern sich flexibel und lernbereit zu halten. Das Ego ist und bleibt bis zum letzten existentiellen Moment das Unterscheidungsmerkmal des Individuums. Erst wenn seine seelische Qualität auf die höchste Energieebene vorgedrungen ist, löst es sich in vollkommenes Chi auf – erst dann braucht das Ego nicht mehr zu existieren. Ins vollkommene Chi einzugehen bedeutet vollkommene Manifestation der universellen Liebe.

Die Liebe

Wir nennen den Zustand des Verliebtseins zweier Menschen Liebe. Liebe ist ein Ausdruck von Glückseligkeit. Doch wie wir oft erleben, ist solch ein Glück vergänglich. Mit der Zeit verblassen Entzücken und Zuneigung. Wir stehen auf einmal den harten Realitäten gegenüber. Warum können wir dieses Gefühl der Glückseligkeit nicht erhalten, warum dauert dieser Ausdruck menschlicher Liebe oft nur so kurz?

Das passiert ganz besonders in Beziehungen, bei denen die auslösenden Impulse – also die Gründe, weswegen wir verliebt sind – vom äußeren Erscheinungsbild kommen. Wirkliche, bedingungs- und zeitlose Liebe entsteht von innen heraus, aus einer tiefen natürlichen

Verbundenheit. In ihr begreifen wir das Leben und die Schöpfung. Diese Art der Liebe dürfen wir durch unsere Entwicklung erfahren. Solch eine Erfahrung ist ein unbeschreibliches Gefühl, man empfindet sich als beschenkt und hat das Bedürfnis, sich tief zu verneigen.

Wahre Liebe ist unvergänglich. Sie ist universell, offen, unerschöpflich, gütig und vertrauensvoll. Sie macht froh und glücklich. Wir fühlen uns frei von allen Zwängen und hegen keine Erwartungen. Unsere Seele ist in Liebe eingebettet, egal, wie sich unsere äußere Situation verändert. Wir haben das Gefühl, uns mit allem, was uns umgibt, im Einklang zu befinden. Mit dieser Art der Liebe fühlen wir uns reich und sicher, obwohl wir unter den gleichen Bedingungen leben wie immer.

Diese Liebe leben und erleben wenige Menschen. Warum? Wenn wir uns umschauen – auch in uns selbst –, dann können wir die Antwort leicht erkennen. Hass, Neid, Intrigen, Krieg und viele andere negative Eigenschaften und Verhaltensweisen türmen sich innen wie außen auf. Ja, wir können überall wahrnehmen, dass unser spirituelles Niveau noch recht primitiv ist.

Der Weg zu universeller Liebe und Glückseligkeit ist im Allgemeinen noch lang. Aber das ist kein Grund zu klagen. Wir dürfen uns gemeinsam in Geduld üben und haben die Chance zu lieben. Wir können diese Liebe jedoch erst spüren, wenn wir innerlich bereit dafür sind, das heißt, wenn das nach außen hin orientierte und materiell betonte Leben in den Hintergrund tritt und uns Raum für diese wichtigen inneren Angelegenheiten beschert wird.

Frieden ist nicht einfach „Nicht-Kämpfen" – Frieden ist, wenn wir diese wirkliche Liebe in uns erfahren und tragen dürfen.

Kontemplation zur Liebe

Tief in Deinem Herzensgrund fühlst Du Dich fröhlich, unbeschreiblich glücklich.

Du fühlst Dich geborgen und hast Vertrauen, hast Respekt gegenüber allen Dingen. Du fühlst innere Hingabe, Größe und Weite. Du scheinst alles begreifen und in seinem Wesen verstehen zu können.

Du fühlst Dich mit allem einverstanden. Du fühlst Dich frei, kannst loslassen und anderen die Freiheit gewähren. In Liebe bist Du offen, so weit, dass Du das NICHTS im Herzen fühlst.

In Liebe kannst Du Dich mit allem versöhnen, mit der ganzen Welt, und Du bist bereit, den anderen Deine Hände zu reichen – ohne Bedingung.

In Liebe fühlst Du Dich von Flügeln getragen. Du trägst nur gute Wünsche in Deinem Herzen. In Liebe verschmelzen Yin und Yang.

Liebe ist die Urkraft, das Ganzwerden im unendlichen Chi.

사랑

Koreanisch: Sa-Rang = die Liebe

Wir sind das Zentrum des Universums

Wenn wir geboren werden, sind wir der Mittelpunkt der ganzen Familie. Alles dreht sich um das Neugeborene, wir werden umsorgt und gepflegt. Während wir heranwachsen, werden wir erzogen und in die menschliche Gesellschaft eingeführt. Das ist nötig und gut. Leider wird dabei jedoch nur allzu oft unser eigenes Wertgefühl immer weiter verdrängt. Wir fühlen unsere ursprüngliche Geborgenheit nicht mehr, erleben uns eingeschränkt und ungeachtet, ungeliebt, unwichtig, minderwertig und werden unsicher. Das Vertrauen in uns selbst wird auf eine harte Probe gestellt, und viele von uns verlieren es.

Wenn wir uns dann tief innerlich gekränkt und ungerecht behandelt fühlen und uns deshalb selbst in eine Ecke stellen, entspricht das sicher nicht unserer ursprünglichen Natur! Unser natürliches angeborenes Sein stellt uns nämlich in die Mitte des Universums, mit dem wir ohne Einschränkung nach allen Richtungen verbunden sind. Daher dürfen wir wie ein Stern nach allen Seiten strahlen. Wir dürfen spüren, dass wir von überall her versorgt werden. Das ist unsere eigentliche, wahre Natur, ganz egal, was und wo wir sind, was wir machen, ob arm oder reich, ob gebildet oder ungebildet. Wenn wir uns in dieser Mitte erleben, können wir ein „runder Mensch“ sein, unseren Platz im Leben einnehmen und Erfüllung finden. Als Mittelpunkt des ganzen Universums werden wir uns wieder umsorgt fühlen. Dann können wir uns entfalten, wie es unserem innersten Wesen entspricht.

Unsere Welt ist voll Vertrauen, Respekt, Liebe und Tugendhaftigkeit, wenn es uns gelingt, aus unserer eigenen Mitte heraus stark zu werden. Dafür sind wir selbst verantwortlich.

Und jeder einzelne Mensch darf für sich Mitte sein und sie sich bewahren. In diesem Bewusstsein handeln wir umsichtig und ausgeglichen. Wir sind dann auch fähig, auf den gesellschaftlichen Mittelpunkt zu verzichten und wahrhaftig für uns selbst und andere dazusein.

中央

Chinesisch: Zhong-Yang = der Mittelpunkt

Übung, um in die eigene Mitte zu kommen

- Lege Deine rechte Hand auf den Nabel und die linke Hand an den Rücken, direkt gegenüber von Deiner rechten Hand. Zwischen Deinen Händen, in der Bauchmitte, ist Deine Mitte, Dein energetisches Zentrum.
- Du kannst stehen, sitzen oder liegen, entspanne Dich.
- Spüre Dein Herz. Es ist voller Liebe. Erinnere Dich, dass Du einmal sehr, sehr glücklich warst. Verweile in diesem Gefühl und spüre ihm nach. Lächele in Deine Mitte und bringe Dein Glücksgefühl dorthin.
- Wiederhole das einige Atemzüge lang. Spüre, wie Dein Bauch sich nun wohlig fühlt, warm und angenehm, erfüllt mit Glück.
- Halte Deine Wahrnehmung in Deiner Mitte und nimm gleichzeitig Deine Umgebung wahr. Lächele Deiner Umgebung zu und verbinde Deine Mitte nach allen Seiten: nach vorne, hinten, rechts und links, nach oben, unten und allen anderen Richtungen.
- Lasse Deinen Atem nun abwechselnd nach innen und nach außen fließen und verbinde Deine Mitte bei jedem Atemzug mit Deiner Umgebung, mit allen Menschen und Tieren, mit der Natur, der Landschaft, der ganzen Welt und mit dem ganzen Universum.
- Nimm Dich selbst dabei wahr, Deine eigene Position: die Mitte Deiner Welt.

DU BIST DIE MITTE DER WELT!

Die äußere Arbeit

Die tägliche Pflege

Bis jetzt habe ich über viele Bereiche des Lebens erzählt, ohne auf Details einzugehen. Ich finde es sehr wichtig, dass wir täglich unseren Körper und unsere geistige Einstellung trainieren. Da nichts stehen bleibt, alles sich wandelt, integrieren wir diese Körper-Geist-Pflege am besten in unser tägliches Leben. Das kann morgens zum Beispiel so aussehen: Sich mit Liebe massieren, waschen, strecken und verwurzeln; Frauen massieren Herz- und Brustbereich, Männer Hoden und Prostata. Die weibliche Brust und die männlichen Hoden sind Drüsen, in denen ganz spezifische, starke Energiemengen vorhanden sind. Sind sie blockiert, so entstehen leicht Verhärtungen und Knoten.

Geistige Pflege beruht – wie wir gesehen haben – zum größten Teil auf Versöhnungsarbeit. Betrachten und begegnen wir den anderen würdevoll, denn sie sind unsere Lehrer! Sie bringen uns dazu, dass wir an uns arbeiten müssen. Wir werden überall Menschen antreffen, die uns herausfordern. Gerade nahestehende Menschen sind häufig schwierig, aber hier stellt sich uns die Aufgabe, Vergeben und Liebe zu üben. Wir müssen uns nicht „die ganze Welt zum Freund machen“. „Die beste Abwehr ist das Vermeiden“, sagen die Taoisten. Das gilt beispielsweise bei Menschen, mit denen uns nichts als eine flüchtige Begegnung verbindet.

Arbeit und Lernen

Was für einen Beruf wir auch immer ausüben, wir sollen unsere Tätigkeit so gründlich wie möglich vollbringen. Lasst uns lernen, auch „mindere“ Arbeit meisterhaft und freudig zu erledigen. Wenn wir beispielsweise saubermachen, aufräumen oder die Toilette reinigen – tun wir es mit Freude! Die Lebenskunst liegt darin, alle lästigen alltäglichen Arbeiten fröhlich zu tun. Denn wenn uns etwas dauerhaft lästig vorkommt und wir uns immer wieder darüber ärgern, dann wird die Sache zu einer Belastung. Die Folge unseres Widerwillens sind steife oder schlaffe Gelenke und Muskeln. Trotz dieses inneren Widerstandes weiterzuarbeiten, bedeutet, unseren Körper mit Gewalt gefügig zu machen. Gelenk- oder Wirbelsäulenprobleme können eine Folge solchen Verhaltens sein.

Ich habe die Angewohnheit, „verirrte“ Dosen oder weggeworfene Papierfetzen von der Straße aufzuheben und in die nächste Mülltonne zu bringen. Manchmal werde ich dabei angesprochen, und die Menschen erklären mir, dass sie das nicht tun würden, sie wären doch nicht der Putzdienst für andere. Ich aber freue mich einfach, dass eine Sache, die getan werden muss, erledigt wird – in diesem Fall von mir. Alles, was um mich herum ist, liegt in meinem Verantwortungsbereich. Warum sollte ich mich ärgern und andere tadeln? Dieser Ärger bringt mir und anderen nichts – ich denke, die anderen werden es noch lernen.

Unser Leben zu meistern bedeutet nicht etwa, immer ein schönes Leben zu haben. Meister sein bedeutet, mit den Gegebenheiten gut und geschickt – meisterhaft – umzugehen und die Verantwortung für sich selbst und sein Tun zu übernehmen. Ein Weiser lernt ständig an kleinen Alltagsdingen, an allem, was ihm begegnet.

Sexualität

Unter Sexualität verstehen wir normalerweise, dass zwei Menschen miteinander geschlechtlichen Umgang pflegen, also körperliche Zärtlichkeiten austauschen, Spaß aneinander haben. Ist das so?

Sexualität ist die wahre schöpferische Kraftquelle jeglichen Lebens. Ein gelungenes Sexspiel ist wunderschön. Wir können lange davon zehren. Der ganze Körper vibriert vor Entzücken und wir sind einfach glücklich, denn die orgastische Energie hat die gleiche Schwingung wie das Glücksempfinden. Ohne Sexualität kann kein Leben existieren. Sie ist – biologisch gesehen – eine Art Erhaltungstrieb. Auch bei den Tieren ist dieser Trieb mit Lust und Befriedigungsgefühlen verbunden.

Gewöhnliche Sexspiele sind auch bei uns Menschen hauptsächlich triebgesteuert, ihre Schwingung erstreckt sich nur auf den unteren Körperbereich. Das heißt, die orgastische Energie, die dabei entsteht, hält nur einen kurzen Moment und erreicht nicht das eigentliche Ziel: Ekstase, Erleuchtung, spirituelle Verschmelzung.

Ich möchte hier über die Sexualität sprechen, die über die körperliche Ebene hinausreicht. Natürlich hat Sexualität mit den Sexualorganen und somit mit dem Körper zu tun. Wie ist es dann bei Mönchen oder Nonnen? Sie praktizieren keinen körperlichen Verkehr. Haben sie deswegen keine Sexualität? Oh doch, sie haben, manchmal sogar viel mehr Sexualität als gewöhnliche Menschen. Nur nutzen sie ihre Sexualkraft auf andere Weise. Sie verbrauchen ihre sexuelle Energie nicht körperlich, sondern sammeln sie in ihrem Unterleib, und nutzen sie für ihre spirituelle Entwicklung. Wenn die sexuelle Kraft lange genug zurückgehalten (nicht verdrängt!) wurde, steigt sie eines Tages nach oben und verbindet sich mit dem höheren Geist. Man nennt das gewöhnlich das Aufsteigen der „Kundalini“ (= Sexualenergie).

Dieser Vorgang kann einen Menschen entweder sehr glücklich oder sehr depressiv machen. Es kommt darauf an, wie man gelebt hat und in welchem Entwicklungsstadium man sich gerade befindet. Das heißt, man sollte auf diese Situation vorbereitet sein.

Bei christlichen Nonnen und Mönchen verbindet sich die Kundalini mit Jesus oder Maria – je nachdem, zu wem ihr Geist sich gesehnt hat. Ihre Seele erreicht dann eine höhere Ebene. Bei Nonnen hören die Monatsblutungen auf.

Jeder heilige Meister hat seine Meisterschaft durch Sexualität erworben. Die Geschichten von den geheimen Praktiken der alten taoistischen Meister sind phantastisch und überwältigend. Es gibt einige Schriften, die auch im Westen bekannt wurden, aber oberflächlich betrachtet sind sie einfach schöne Erzählungen, so dass der Leser sehr viel Phantasie und Sachkenntnis braucht, um sie richtig interpretieren zu können! Die für unsere Zeit am besten verständlichen und „technisch" klarsten Formulierungen findet man in den Büchern meines Lehrers Mantak Chia.[5]

Ergänzend möchte ich Euch hier meine persönlichen Erfahrungen und Ansichten erzählen. „Liebe machen" ist ein Ausdruck für Sex haben. Dahinter verbirgt sich eine tiefere Bedeutung: das Erzeugen von Liebe. Wenn beide Partner aus Liebe – und nicht nur oder nicht hauptsächlich aus triebbedingten Gründen – Sexspiele und Ekstase miteinander erleben, multipliziert sich die Liebesenergie um ein Vielfaches. Die orgastische Energie erreicht das Herz, öffnet und entfaltet es. Weil alle energetischen Schwingungen mit dem Körper und den Gefühlen verbunden sind, ist die momentane körperliche und emotionale Situation beim Liebesspiel sehr wichtig: Orgastische Vibration in positiver Stimmung erzeugt positive Energie, bei negativer Stimmung jedoch negative Energie.

Auch bei der Zeugung eines Kindes spielen die Gefühlslage und die körperliche Verfassung eine große Rolle. Wir bestimmen sozusagen die Qualität unserer Zukunft. Selbst wenn wir kein Kind zeugen, nehmen wir durch unsere sexuellen Energien Einfluss auf unsere Umgebung und Zukunft. Unsere Sexualität und wie wir damit umgehen bestimmt nicht nur unsere eigene Zukunft, sondern die von uns allen!

Im Alter müssen wir mit unserer Kraft und Zeit haushalten. Unsere Bedürfnisse gehen mehr nach innen als nach außen. Wir ernten die Früchte unserer Arbeit und lassen materielle Errungenschaften los. Es ist eine Zeit der Vorbereitung auf den Übergang in eine andere Daseinsform und eine Zeit, um spirituellen Bedürfnissen nachzugehen. Diese „goldene Phase“ fängt gewöhnlich mit der Menopause, dem Klimakterium, an und lässt sich altersmäßig schwer festlegen. Unser Körper zeigt damit an, dass er nichts Körperliches mehr produzieren will (also kein Kind mehr), sondern spirituelle Energie.

Klimakterische Beschwerden haben meistens psychologische Aspekte. Die berühmten Hitzewallungen sind im Grunde genommen zusätzliche Energieschübe, die von reifenden Eizellen herkommen. Bis der Körper gelernt hat, diesen Zuschuss richtig zu lenken, sollte man den „Kleinen Energiekreislauf“[6] (Chi-Kung-Übung) öffnen und üben. Hormonbehandlungen hingegen sind widernatürlich und behindern die normale Entwicklung.

Sexualerziehung fängt beim Baby an

Als ich ein heranwachsendes junges Mädchen war, vielleicht 12 oder 13 Jahre alt, schickte mich meine Großmutter mehrfach zu anderen Familien, wo ein Baby geboren wurde. Ich sollte als zukünftige Mutter lernen, wie man die junge Mutter und neugeborene Babys pflegt. Später, als ich selbst Mutter wurde, kam mir diese Erfahrung sehr zugute.

Ein neugeborenes Baby will richtig umsorgt werden. Die Mutter oder „Amma“ massiert beim Baden jeden Tag den ganzen Körper des Kindes mitsamt den Geschlechtsorganen. Beim Jungen schiebt man die Vorhaut vorsichtig hoch, bis sie eines Tages voll entfaltet ist, der Hodensack und die Hoden werden massiert und verglichen. Beide Hoden sollen gleichmäßig ausgebildet sein. Beim massieren summt die Amme „Der eine ist der Söhne-Sack, der andere der Geld-Sack..." Sie drückt damit die Wichtigkeit von gleichmäßiger Entfaltung der Hoden aus. Zum Schluss streift man den ganzen Hodensack vom Anus über den Damm nach oben, damit Hoden und Geschlechtsorgane stramm nach oben wachsen, und nicht kraftlos zwischen den Beinen eingeklemmt werden. Auch bei den Mädchen massiert man die einzelnen Bereiche der Geschlechtsorgane und lobt sie: „Was für eine wunderschöne Knospe." Diese Arten von Körperpflege sind auch in vielen anderen Kulturkreisen zu beobachten.

Ganz besonders wichtig bei beiden Geschlechtern ist, dass die Brüste und Brustwarzen massiert werden. Man drückt die Warzen sorgfältig zusammen, bis die so genannte Hexenmilch herausgeschossen kommt. Diese Hexenmilch erscheint hundert Tage lang immer wieder, auch bei den Buben. So können sich die Brüste gesund entwickeln und man bekommt vor allem später keine Hohlwarzen.

Alle diese körperlichen Rituale sollten natürlich und liebevoll ausgeführt werden, wie das Selbstverständlichste auf der Welt. Auf keinen Fall sollten solche Handlungen gezwungenermaßen nachgeahmt werden, wenn Mütter dabei Schamgefühle haben. Wenn eine Mutter dabei Schamgefühle empfindet, geht diese Energie auf das Baby über und kann später Probleme entstehen lassen.

Manche meiner Patienten rätseln, ob sie als Baby sexuell missbraucht worden wären. Ihre Gefühle sagen, dass da „irgend etwas" war. Da braucht man nicht zu bohren, bis sich eine Wunde auftut. Ihre Eltern hatten vielleicht zu viel Hemmungen durch ihre Unkenntnis. Hier sind Vertrauen und Mitgefühl unseren Eltern gegenüber angebrachter und heilsamer als vage Verdächtigungen. Sie haben ihrem Wissens- und Entwicklungsstand entsprechend nach ihrer besten Möglichkeit gehandelt.

Kinderwunsch – was tun, wenn es nicht klappt?

Ich konnte sehr vielen kinderlosen Ehepaaren helfen. Die Gründe ihres Problems lagen meist darin, dass sie durch den Wunsch nach einem Kind und den damit verbundenen Erwartungen an sich selbst verspannt waren. Ihre ganze Energie wurde in den Kopf verlagert. Wenn wir die Bedingungen und Grundlagen erfüllen, die nötig sind, um ein Kind zu bekommen, können wir uns freigeben – die energetischen Voraussetzungen stellen sich dann ganz von alleine ein. Hierbei kann die Chi-Nei-Tsang-Massage an den betroffenen Teilen des Körpers eine große Hilfe sein. Die optimale Versorgung der mit dem Kinderwunsch in Zusammenhang stehenden Organen bezieht sich nicht nur auf das Organ selbst, sondern auch auf sein Umfeld.

Abtreibung

Manche Frauen werden ungewollt schwanger. Das kann die unterschiedlichsten Ursachen haben bis hin zu Vergewaltigungen. Viele Frauen sind verzweifelt und hilflos. Eine mechanische Abtreibung ist für das Kind und die Mutter entsetzlich! In einem solchen Fall könnten Mütter mit ihrem werdenden Kind sprechen, laut und deutlich, warum und wieso es aus ihrer Sicht nicht auf die Welt kommen kann. Sie kann es bitten zu gehen, eine bessere Mutter zu suchen oder zu einem anderen Zeitpunkt wiederzukommen.

Wenn ein Kind entsteht, gibt es eine Art Vertragsverhältnis zwischen Mutter und Kind. Beide Parteien, die kommende, empfangende, nehmende und die gebende müssen jeweils miteinander einverstanden sein. Damit aufrichtige Harmonie herrscht, müssen beide kommunizieren. Eine menschliche Mutter ist nicht wie die Tiere ein hilfloses Opfer, sondern Schöpferin des neuen Lebens. Diese Verantwortung muss sie übernehmen. Deswegen muss sie entscheiden.

Abtreibungen unter Gewaltanwendung können höchst unangenehme Folgen haben. Das ungeborene Leben leidet darunter wie unter einem grausamen Mord. Es wird tief verletzt und entsetzlich verwirrt und kann nur schwer verzeihen. Alle Mütter, die solches unwissend getan haben, sollten dem Kind noch nachträglich einen Platz auf der Erde geben. Sie können auf ein schönes Papier das Datum und den Namen des Kindes schreiben, es unter einem schönen Baum symbolisch verbrennen und die Asche mit Sorgfalt und Mitgefühl auf die Erde streuen.

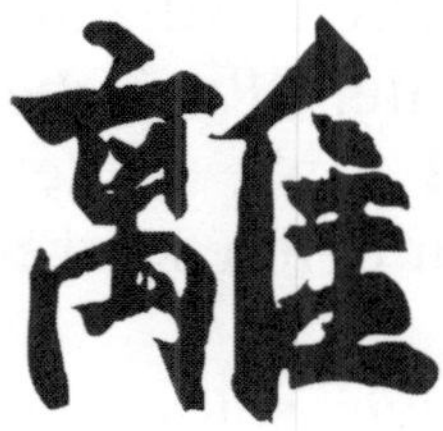

Chinesisch: Li = der Abschied

Übung für Frieden mit sich selbst

Entspanne Dich im Liegen, Sitzen oder Stehen. Atme dabei einige Male tief durch. Versuche, Dich beim Ausatmen auf Deine Bauchmitte zu konzentrieren. Sprich in Deinem Bauch laut, deutlich und langsam die folgenden Sätze, bitte lächele dabei:

„Ich bin so, wie ich bin, mit all meinen Schwächen und Stärken. Ich bin ein liebenswerter Mensch, so wie ich bin. Ich nehme alle meine Schwächen an. Ich liebe mich. Ich achte mich. Ich bin in Frieden mit mir."

Wiederhole diese Sätze, so oft Du kannst, und beherzige das, was Du zu Dir sagst. Ärgere Dich nicht mehr über Dich selbst und tadele Dich nicht.

Nimm Dir für diese Übung öfters am Tag etwa fünf Minuten Zeit.

„Bitte lobe mich doch mal!"

Jedes Lebewesen braucht Anerkennung. Sie ist Nahrung für die Seele und deswegen so wichtig für uns. Wir haben jedoch oft nicht gelernt, das Positive bei anderen zum Ausdruck zu bringen. Häufig sprechen wir nur über die Schwächen unserer Mitmenschen und äußern Kritik. Vielleicht kommen in diesem Verhalten wieder einmal unsere tierischen Wurzeln zum Vorschein: Konkurrenzgefühle, Revierbehauptung und Überlebenskampf – wir wollen besser sein als andere, indem wir deren Schwachstellen hervorheben.

Ich meine, wir sollten ganz neu lernen, andere anzuerkennen, zu loben und zu danken, anstatt zu versuchen, sie „kleinzukriegen". Lob oder Anerkennung sollten von Herzen kommen und nicht wertend sein. Anerkennung ist Mitfreude und voller Entzücken. Lob für nahestehende Menschen sollte deren Persönlichkeit betreffen und weniger deren Leistung. Lobesworte, die bewerten oder gar Vergleiche zu anderen ziehen, sollten wir nicht aussprechen: Sie erzeugen statt Freude nur Scham und Unbehagen beim Gelobten.

Die Sache mit Gott

Was ist Gott?

Als ich klein war, hatten wir Kinder eine bestimmte Vorstellung von Gott: Ein großer, weiser Opa, der gütig, liebevoll, aber auch streng sein kann. Heute reichen die Phantasien, die sich um das Wort Gott ranken, vom Regenbogen über helles Licht bis hin zu Wärme und Geborgenheit. Das Wesen Gott hat sich in unserer Vorstellung enorm gewandelt. Es hat sich von einer festen, greifbaren Gestalt hin zur fühlbaren Naturerscheinung entwickelt.

In der taoistischen Tradition gibt es keine Gottesvorstellung. Man kennt nur „Chi“, die Urenergie (s. entsprechende Kapitel). Da Chi in allem und um alles herum ist, hat man im Taoismus also kein äußeres Bild für die göttliche Kraft. In der christlichen Welt vertraut man dagegen dem „lieben Gott“, wobei viele in ihm eine außerhalb ihrer selbst existierende Kraft sehen. Ich denke, das Gottesbild an sich kann ruhig bestehen, wenn man sich klarmacht, dass dieser Gott – wie auch immer wir ihn uns vorstellen –, in Wahrheit in uns ist. Gott ist in uns, ist also unser ureigenes Wesen.

Wir dürfen „Gott“ in unserer inneren Mitte entdecken und ihm vertrauen. Treffen wir unsere Entscheidungen aus diesem Bewusstsein, entwickeln sich unsere Unternehmungen aus unserem Zentrum und sind wir bereit, sie zu verantworten, dann sind wir unser eigener Meister. Glauben und vertrauen wir hingegen nicht uns selbst, sondern einem „Gott da oben“, so setzen wir unsere Hoffnungen auf eine Instanz außerhalb von uns selbst und begeben uns in eine gedankliche Abhängigkeit von irgendwelchen Vorstellungen. Das wäre vergleichbar mit einem Kind, das seinen Eltern vertraut und ihnen einfach folgt. Solange das Kind auf die Eltern angewiesen ist, ist das in Ordnung. Sobald es jedoch erwachsen wird, sollte das Kind auf sich selbst vertrauen und den Schritt aus dem Elternhaus tun. Sonst würde es nie selbständig und eigenverantwortlich.

Auch als selbständiger Erwachsener kann man seine Eltern ehren. Das wäre das rechte Bild. Da wir alle Kinder Gottes sind, dürfen und sollen wir selbständig werden und eigenverantwortlich sein. Kind zu spielen mag zwar bequem sein, aber das kann die freie Entwicklung nur hinauszögern. Wir alle sind berufen, innerlich unabhängig zu werden.

Ich möchte Euch noch einmal verdeutlichen, was Selbstvertrauen bedeutet. Selbstvertrauen ist nicht Selbstbehauptung, nicht das Festhalten an eigenen Ideen oder Durchsetzungsvermögen gegenüber anderen. Es besteht vielmehr aus unserem fundamentalen Glauben an unser eigenes Wesen und unsere tiefe Treue zu uns eigenen. In stabilem Urvertrauen stehen wir zu uns selbst. Unsere geistig-spirituelle Selbständigkeit ist auf dieses Selbstvertrauen gebaut. Haben wir dieses Selbstvertrauen in uns gefunden, dann haben wir als verantwortungsbewusste, unabhängige Menschen in der sozialen Welt eine Zukunft. Egal, was für eine Arbeit wir gerade verrichten, unter welchen Umständen wir leben – wir werden alles souverän und in uns ruhend tun und nichts sklavisch und klagend erdulden.

Das Gottesbild, eine menschliche Kreation

Nachdem wir gesehen haben, wie wichtig es ist, auf uns selbst zu vertrauen und die Kontrolle über unser Leben nicht aus der Hand zu geben, möchte ich hier noch einmal auf die allgemein verbreitete Gottesvorstellung eingehen. Diese Vorstellung entstand, weil die Schöpfung für den Menschen unverständlich ist und wurde aus dem menschlichen Geist geboren. Die Menschen brauchten Erklärungen, eine allmächtige Kraft, bei der sie sich anlehnen und der sie all ihr Freud und Leid mitteilen konnten – wie Kinder ihren Eltern. So bildeten sich Religionen, die für viele Menschen Zugehörigkeitsgefühl, Schutz, Gerechtigkeit und Sinngebung bedeuten.

Kirchen oder Tempel gelten als heilig, unberührbar, unantastbar. Menschen beten, suchen Rat und Hilfe, klären ihren Geist und manche heilen sich sogar. Der Glaube an einen allmächtigen Gott bietet Halt und Trost für schwache und hilfesuchende Menschen.

Ursprünglich sollten die verschiedenen Religionslehren an die Tugenden der Menschen appellieren und die spirituelle Seite erleuchten. Im Laufe der Zeit gewannen jedoch bei vielen Religionsführern skrupellose menschliche Machtbedürfnisse die Oberhand, und unter dem Deckmantel Gottes wurde die bedürftige menschliche Demut missbraucht. Der Glaube wurde rücksichtslos ausgenutzt und viel Unrecht getan. In Gottes Namen wurden Menschen an ihrer freien spirituellen Entwicklung gehindert, zu Sklaven gemacht und zur Unselbständigkeit erzogen, um die Macht der Religionsvertreter zu erhalten. So genannte Sünden wurden gnadenlos verfolgt (Hexenverfolgung, Inquisition), und überhaupt war alles mehr oder weniger der willkürlichen Auslegung der Kirchenfürsten (oder der Vertreter anderer Religionsgemeinschaften) unterworfen.

Ich frage Euch: Brauchen wir heute noch solche Methoden und Lehren, um „erzogen“ zu werden?

Wenn ich manchmal eine Predigt anhöre, in der die „Sünden der Menschen“ angeprangert werden, stehen mir wirklich die Haare zu Berge. Die menschliche Evolution ist nicht stehen geblieben, wir denken und empfinden heute freier als früher, haben andere Erfahrungen und Erkenntnisse. Dennoch spielt die Religion für viele immer noch eine große Rolle. Wir brauchen anscheinend das Anlehnen an den großen Vater, bevor wir uns in die spirituelle Selbständigkeit wagen!

Viele sind zwar unzufrieden mit der christlichen Kirche und trennen sich von ihr. Da jeder von uns aber eine Gottessehnsucht – eine Sehnsucht nach dem Göttlichen – in sich trägt, wechseln fast alle nahtlos zu anderen Religionen oder Sekten über. Wir erkennen dieses Sehnen nicht als das, was es ist: Das Streben unserer Seele nach der Verschmelzung mit dem Göttlichen, das wir in uns selbst finden können. Also suchen wir weiter im Außen nach Gott, wünschen uns Geborgenheit, lassen uns von der philosophischen Wortgewandtheit vieler „Prediger“ ablenken und gefangen nehmen. Demgegenüber betrachte ich das Wort Religion in folgender Bedeutung: re = zurück, ligio = Bindung. Zurück – aber nicht zeitlich gesehen, sondern an den eigenen Ursprung zurück, nach innen also.

Die Esoterik

Menschen, die an ihrer spirituellen Entwicklung arbeiten, nennt man allgemein „Esoteriker“. Bei manchen ist eine Krankheit und die Suche nach Heilung Anlass für eine Zuwendung zur Spiritualität, andere spüren einfach das Bedürfnis, sich selbst zu erkennen und zu erfahren. Diese Hinwendung zu unserem Inneren hat nichts Geheimnisvolles an sich und darf nicht mit Spiritismus oder ähnlichem verwechselt werden. Im Wort „esoterisch“ steckt die Bedeutung „innen“, im Gegensatz zu „exoterisch“, das „außen“ beinhaltet.

Durch den Missbrauch einiger selbsternannter Gurus und Meister geriet der Begriff Esoterik in Vergangenheit und Gegenwart immer wieder in Verruf. Tatsächlich beschäftigt sich das weite Feld der Esoterik ausschließlich mit der Erforschung des Inneren und legt die verschiedensten Methoden zur Selbsterfahrung dar. Der Unterschied zwischen spirituell suchenden und nicht suchenden Menschen ist nur minimal: Die einen spüren die Sehnsucht in ihrer Brust, die anderen (noch) nicht. Vorhanden ist diese Sehnsucht aber in jedem Menschen.

Allerdings: Beschäftigen wir uns in übertriebenem Maße mit esoterischen Dingen, so dass wir uns nur noch für Meditation und Erleuchtung interessieren, so verlieren wir den Boden unter den Füßen und sind nicht offen für die Lektionen unseres täglichen Lebens. Wir laufen

Gefahr, den Bezug zu unserer äußeren Realität zu verlieren und abzuheben. Unfälle können in solchen Fällen Signale sein, „auf den Boden zurückzukehren"!

Jeder Mensch, auch der am weitesten entwickelte, ist ein Lernender. Wenn wir diese Tatsache bei unserer spirituellen Suche vernachlässigen, kann es passieren, dass wir uns von Scharlatanen oder profilneurotischen „Gurus" beeinflussen lassen. Wir brauchen also unsere kritische Haltung weder uns selbst noch anderen gegenüber aufzugeben, sondern dürfen und sollen alles, was uns begegnet, aufrichtig und achtsam hinterfragen.

Esoterische Übungen und Unternehmungen sollen das Leben lebenswerter machen und uns zu spiritueller Selbständigkeit führen. Falls ein spiritueller Führer, Guru, Meister oder Lehrer den Schülern gegenüber seine Pflicht verletzt, also sie an sich bindet, statt aufrichtig lehrt, wie man sein eigener Meister wird, sollte man sich schnellstens von ihm lösen.

Auf keinen Fall dürfen esoterische Angebote den Menschen und sein Leben gefährden. Wo um eine Lehre oder eine Person Geheimniskrämerei herrscht und sonstiger Hokuspokus gemacht wird, sollte man aufmerksam und sehr genau analysieren, was dahintersteckt und sich um so intensiver nach dem eigenen Weg fragen.

Meine lieben 10tausend Kinder, Ihr könnt Euch einen oder mehrere gute Meister suchen, von denen Ihr lernen wollt. Ihr könnt Euch jedoch ebenso gut selbständig auf die Reise begeben und Euer eigener Meister werden, wenn Ihr wirklich aufrichtig und achtsam in Eurem Bemühen seid.

Psychologie – die Seelenkunde

Psychologie im wissenschaftlichen Sinne erforscht die menschlichen Gefühle. Sie untersucht die Strukturen und Interaktionen der Psyche und deren Auswirkungen im physischen Körper. Das Verdienst dieser Forschung ist beträchtlich. Man hat damit zumindest erreicht, dass wir uns der Existenz unserer eigenen Seele bewusst wurden.

Heutzutage ist die Psychotherapie zum alltäglichen Begriff geworden. Doch der psychotherapeutische Blickwinkel beschränkt sich überwiegend noch auf Emotionen und Gefühle. In den seltensten Fällen schließt er die Spiritualität mit ein. Man analysiert und forscht also nur an den Symptomen – ähnlich wie die Schulmedizin im körperlichen Bereich – und kommt dabei nicht zum Kernpunkt, unserer Seele. Hier wird vergessen, dass negative Emotionen bereits Symptome sind, genau wie der Schmerz oder eine Krankheit körperliche Symptome darstellen.

Eine Therapie, in der der Patient seine Gefühle verbal oder auf andere Weise ausdrückt, verschafft ihm gewiss anfänglich Erleichterung. Doch über den eigentlichen Grund seiner Leiden wird er sich nicht bewusst. Damit bleibt seine Entwicklung auf der Strecke und er ist nach wie vor unselbständig. Diese Art von Therapie ist genau so, als würde man Eiter aus entzündeten Stellen herausdrücken, ohne die Ursache zu kennen.

Vor kurzem wohnte ich als Beobachterin einer Gruppentherapie-Sitzung bei. Die Gruppe bestand aus 19 Krebs- und Schwerkranken. Der Leiter war ein renommierter Psychotherapeut, dazu kamen noch einige bekannte Helfer. Die anwesenden Patienten waren austherapiert. Sie hatten einerseits das Vertrauen in die Schulmedizin verloren, andererseits kaum alternative Heilungsmöglichkeiten. Regelmäßig trafen sie sich daher zu solchen Gruppensitzungen. Die Therapiesitzung verlief folgendermaßen: Zuerst entluden die Patienten ihre Gefühle, indem sie ihnen freien Lauf ließen: „Ich will nicht mehr schweigen!", „Ich lasse mich nicht mehr länger erniedrigen!", „Ich protestiere!", „Ich will endlich machen, was ich will!", „Ich will aufhören zu...!" usw. Nach einiger Zeit des Schreiens, Weinens, Schüttelns, Stöhnens, sich – gegenseitig – Beipflichtens fingen sie auf Anregung des Gruppenleiters an, sich zu besinnen und ruhig zu werden. Die Vergebungsarbeit rückte in den Vordergrund. Alte dramatische Verletzungen, sich wiederholende Erniedrigungen, fehlende Anerkennung oder Aufmerksamkeit und allerlei unverarbeitete Schwierigkeiten wurden besprochen oder besser gesagt laut betont.

Manche schluchzten still vor sich hin. Ich hörte Sätze wie: „Vor dem Tod habe ich keine Angst, aber ich möchte meinem Leben bis zum Tod einen Sinn geben“, „Ich will leben“, „Ich liebe Dich“, „Ich vergebe alles, bis auf...“, „Ach, auch egal!“. Die Teilnehmer lachten, umarmten einander und weinten wieder. Es war eine sehr ergreifende Szene. Auch ich als Beobachterin fühlte mich, als wäre mein eigenes Leben betroffen. Ich musste weinen, war völlig mitgenommen und von Gefühlen überwältigt. Doch plötzlich stieg Wut in mir hoch – Wut auf die Therapeuten. Denn mir wurde klar: Sie arbeiten nur an den Symptomen und lassen den eigentlichen Schwerpunkt seelischer Arbeit, die Arbeit am Wesen eines Menschen, außer Acht!

Ich denke, es ist wichtig, unseren Gefühlen Ausdruck zu verschaffen – es erleichtert und befreit. Wo aber bleibt anschließend die Arbeit am Wesen – an Körper, Seele und Geist? In solch einer Therapie-Sitzung beherrscht die Emotion alles andere. Sie überwältigt zwar, aber darüber hinaus besteht weiterhin Unklarheit. Hier fehlt eine nüchterne und zielgerichtete Arbeit an sich selbst, die spirituelle Ausrichtung. Hier fehlt die Bekräftigung und Stärkung des eigenen Wesengrundes und das Ordnen und Klären des weiteren Lebenszieles!

Heilung bedeutet nicht unbedingt zu überleben. Das Leben kann grausam und der Tod heilsam sein. Heilung ist Entwicklung, Fortschritt und positive Transformation. Heilung kennt daher keine Endgültigkeit. Auf dem Heilungsweg benötigen wir manchmal erleichternde Maßnahmen, manchmal dürfen wir durch Schmerz hindurchgehen. Durch unseren Schmerz können wir uns wandeln, können wir heil werden, indem wir in unseren Wesensgrund gehen und uns Klarheit über unser Sein verschaffen, uns stärken und das Leben aufrichtig und positiv führen.

Wenn wir nur unseren Gefühlen oder unseren Krankheitssymptomen nachgehen, ist das so, als ob wir unser Haus unbewacht offen stehen lassen, um einen Dieb zu verfolgen. Die so genannte Früherkennungsstrategie in der Krebsbehandlung könnte man damit vergleichen. Wir erkennen den Dieb frühzeitig und verfolgen ihn – nachdem das Unheil aber bereits geschehen ist! Ist es da nicht besser, das Haus von vorneherein so zu bewachen, dass kein Dieb eindringen kann? Sollten wir uns nicht um gesundheitsfördernde Strategien kümmern?

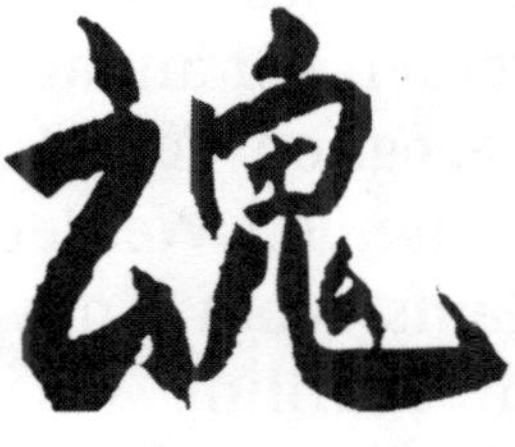

Chinesisch: Hun = die Seele

Der Tod – die größte Transformation

Der Umgang mit dem Tod

Unser körperlicher Tod ist ein Teil unseres Daseins. Dennoch ist er für viele von uns mit Angst verbunden. Natürlich ist Sterben keine leichte Angelegenheit. Es ist die größte Transformation in unserem Leben. Wir nehmen Abschied von all den liebgewonnenen Dingen, von unserem irdischen Körper, an den wir uns gewöhnt haben, all das lassen wir los.

Wir alle wissen, dass wir eines Tages sterben werden. Aber die meisten verdrängen diese Tatsache und wollen sie nicht wahrhaben. Anstatt uns unserer Endlichkeit bewusst zu sein, tun wir oft so, als ob uns dieses Thema nicht betreffen würde. Dabei werden wir andauernd damit konfrontiert. Wir begegnen dem Tod in der Natur im sich wiederholenden Werden und Vergehen des Jahreskreislaufs, vom Knospen der Blüten und Blätter im Frühling bis hin zu ihrem Abfallen im Herbst, wenn der Baum seine Kräfte zurückzieht zum Ursprung, um im nächsten Frühjahr wieder neu zu erwachen.

Je weniger wir uns in unserem Leben um innere Transformation bemüht haben, desto mehr schieben wir die Gedanken an unsere Sterblichkeit von uns weg. Ich denke, jeder tut gut daran, ab einem gewissen Alter über seinen Tod nachzudenken, damit er diesen wichtigen Übergang vorbereitet, freimütig und ohne Ängste bewältigen kann. Wenn wir völlig unvorbereitet sterben, gehen wir unfreiwillig und passiv aus unserem körperlichen Leben. Wir werden quasi dazu gezwungen, auch diese Umwandlung anzunehmen und an ihr zu wachsen. Deswegen ist es gut, liebgewonnene Dinge schon zu Lebzeiten loszulassen, damit das endgültige Loslassen nicht so schwer fällt.

Der Tod ist nur dann entsetzlich, wenn wir unerledigte Dinge hinterlassen, unser Lebensziel nicht erreicht haben, oder wenn er überraschend kommt wie bei einem Unfall oder durch eine Gewalttat. In Wahrheit ist er der natürliche, selbstverständliche Abschluss unseres irdischen Lebens und der Übergang, man könnte sagen die Geburt, in eine andere Daseinsform. Wenn wir also bewusst leben wollen, gehört es dazu, dass wir uns mit unserem Tod beschäftigen. Nicht selten werden Menschen krank, weil sie ihren eigenen Tod verneinen. Sie sind offen für alles, aber sie verdrängen jeglichen Gedanken ans Sterben. „Das ist morbide“, sagen viele, „darüber wollen wir nicht reden.“ Damit verleugnen sie ihre selbstverständliche Zukunft und unterbrechen im Geiste ihren natürlichen Lebensfortgang, so dass die Seele keine Orientierung mehr hat. Nicht sterben zu wollen ist das Bemühen, den unumgänglichen Wandel, ohne den es kein Leben geben kann, zu verhindern. Dieser Weg führt in eine seelische Wüste, in der Stagnation und häufig genug körperliche Erkrankungen auf uns warten.

Zum Sterben bereit zu sein, dazu gehört, alle materiellen und immateriellen Stützen und Haltegriffe, die uns bislang ein Gefühl von Stabilität, Identität und Wert gaben, aufzugeben. Das ist nicht leicht und es erfordert viel Vertrauen in unsere Entwicklung hin zum Göttlichen, hin zu uns selbst. Wenn wir uns also mit unserem Tod auseinandersetzen, ihn annehmen und als selbstverständlich akzeptieren können, gewinnt unser Leben plötzlich einen anderen Wert. Wir fangen an, wirklich bewusst zu leben – und gesunden.

Den Tod auszuklammern ist eine Unwahrhaftigkeit gegen uns selbst und erzeugt große Disharmonie im menschlichen Wesen. Nach meinen Beobachtungen kommt dieses Verhaltensmuster daher, dass wir den Tod als etwas Ungutes ansehen. Wir verbinden ihn in unserer Vorstellung mit dem Teufel – drohen mit ihm, stellen ihn auf Bildern düster und unheimlich dar als Skelett oder als „Sensenmann" mit dunklem Mantel.

Vielleicht kommt eine solch ablehnende Haltung auch einfach vom Überlebenswillen unseres körperlichen Wesens. Bei den Tieren können wir das klar sehen. Ein sterbendes Insekt zum Beispiel wehrt sich zunächst gegen den Tod und gibt erst auf, wenn es sozusagen überwältigt ist. Wir Menschen befinden uns jedoch auf einer anderen Bewusstseinsstufe. Unser Geist kann seine spirituelle Aufgabe erfüllen.

Wer bewusst leben will, möge den Tod verstehen. Ihn zu akzeptieren, ihn hinzunehmen ist viel zu wenig, denn der Sinn des Lebens und des Sterbens sind ineinander verflochten. Beide sind untrennbare Bestandteile unseres Werdens und Vergehens, „Yin und Yang" – alles ist Zeichen der Entwicklung und der Wandlung. Wo das Leben ist, ist auch der Tod. Jeden Tag sterben Millionen von Körperzellen in unserem Körper, um erneuert zu werden. Wir nehmen täglich Nahrungsmittel zu uns und zerteilen sie in kleinste Stücke, um den menschlichen Körper zu ernähren. Oder denkt an das Beispiel des Baumes im Jahreskreislauf. Seine Blätter sterben und dienen als Nahrung für unsere Erde, von der sie ursprünglich ihre Kraft, ihr Leben bekommen haben.

Das Fernhalten vom Tod und die Furcht vor ihm ist gleichbedeutend, als hätte man kein Interesse am Leben oder sogar Angst davor. Wollen wir besser leben? Dann schließen wir Frieden mit dem Tod.

Nachfolgende Übung besteht aus zwei Teilen und ist eine Schreibaufgabe. Mache sie, wenn Du Dir ernsthaft über Dein Leben Gedanken machst, und wenn Du wirklich ein „Lebensmeister“ werden willst.

Teil a
Setze Dich mit Deinem Schreibzeug hin und schreibe Gedanken über Deinen Tod auf. Der Anfang lautet:

„Wenn ich morgen sterbe...“ Denke darüber nach, was beispielsweise mit Deinen Angehörigen passiert, mit Deiner Arbeit usw. Was hinterlässt Du?

Unordnung – welcher Art? Gibt es viele Feinde, Freunde? Würden sie sich freuen, erleichtert fühlen oder wirklich trauern?

Gehe als nächstes auf einem schönen Friedhof spazieren und suche ein gutes Modell, wie Dein Grab aussehen könnte: Grabstein, Bepflanzung und auch Himmelsrichtung und Lage.

Teil b
Wenn Du Teil a gemacht hast, lass Dir etwas Zeit, damit Deine Gedanken wirken können. Fange erst dann mit dieser Übung an. Notiere diesmal alle Deine Wünsche:

Wie alt möchtest Du werden? Zu welcher Jahreszeit möchtest Du sterben? Wer soll an Deinem Sterbebett anwesend sein? Wo würdest Du gerne sterben? Was willst Du anhaben (also Dein äußeres Erscheinungsbild, wenn Du stirbst)?

Beschreibe als nächstes Deine Wunschvorstellungen von Dir selbst: Als was für ein Mensch willst Du sterben? Hast Du Deine Lebensaufgabe gut verrichtet? Bist Du in Frieden mit Dir? Hast Du alles erreicht, was Du vorhattest? Bist Du mit allem versöhnt? Was für eine Persönlichkeit willst Du im Moment Deines Weggehens sein?

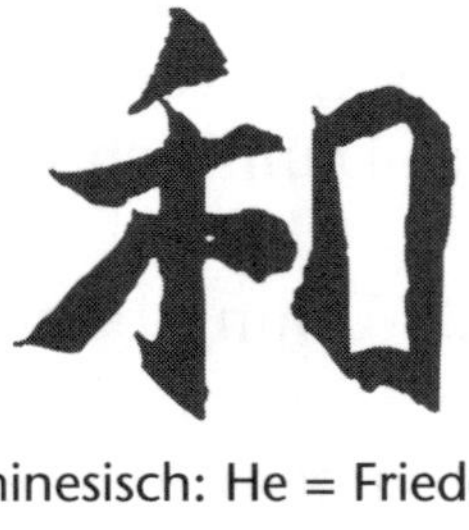

Chinesisch: He = Frieden

Der Unfalltod

Wirklich tragisch ist ein völlig überraschender Tod, zum Beispiel infolge eines Unfalles. Das ist buchstäblich ein UN-FALL. Die betroffenen Seelen sind meist völlig verwirrt und orientierungslos und haben kaum Zeit oder Kraft, um ihren Weg zu finden. Sie bleiben oft lange in der Nähe des Unfallortes und haben kaum eine Möglichkeit, sich mit den Lebenden zu verständigen. Der Übergang in die andere Realität ging zu schnell vonstatten, als dass sie sich dieses Wechsels bewusst wären!

Gute Medien oder Schamanen, die zwischen den „Welten“ wandeln können, sind in solchen Fällen eine große Hilfe. Als Angehörige sollten wir viel gedankliche Energie spenden und die Seele dabei unterstützen, sich zu sammeln und Abschied zu nehmen.

Vom Umgang mit den Verstorbenen

Da man in unserer Gesellschaft meist gehemmt mit dem Tod und dem Toten umgeht, haben wir entsprechend wenig Beziehung zu den Verstorbenen und kaum Vorstellungen über die Welt der Toten. Viele Witwen, auch in unserer Gesellschaft, die ihren geliebten Mann verloren haben, oder Mütter, die ihr Kind verloren haben, fühlen deutlich, dass die Seelen der Verstorbenen gegenwärtig sind und sie hören sie auch tröstende oder andere Worte sagen. Es sind nicht, wie oft gesagt Halluzinationen oder gar Selbstprojektionen sondern energetische Wahrnehmungen.

Sensitive Menschen und geübte Schamanen aller Kulturen können die Verstorbenen sehen und fühlen und sich mit ihnen verständigen. Viele rational denkende Menschen sind hiermit eventuell nicht einverstanden, aber sie mögen die anders fühlenden Menschen und ihre Erfahrungen mit den Toten gelten lassen.

Die Toten sind genau wie wir lebende Menschen – nur haben sie keinen physischen Körper. Sie unterscheiden sich durch ihr individuelles spirituelles Niveau, das heißt durch ihr geistiges Sein, das unentwickelt oder entwickelt sein kann.

Die Welt der Verstorbenen liegt sozusagen auf einer anderen energetischen Schwingungsebene. Kurz nach unserem Tod sind wir räumlich gar nicht so weit entfernt von den Lebenden und können diese daher beeinflussen – positiv wie negativ. Labile Menschen oder gar junge Kinder, die sich nicht selbst schützen können, sollten deshalb nicht mit einem frisch Verstorbenen alleine gelassen werden. Ein schutzbedürftiges Baby sollte zum Beispiel nicht alleine im Kinderwagen in dem Friedhof gelassen werden, sondern die Erwachsenen sollten es schützend in den Armen halten.

Experimente mit den Verstorbenen wie spiritistische Sitzungen oder ähnliches sind gewagte Unternehmungen. Es heißt nicht zu Unrecht: „Die Toten soll man ruhen lassen.“ Sie sind sich entwickelnde Wesen wie wir, und wir tun gut daran zu lernen, sie loszulassen und ihnen Freiraum zu gönnen. Nach Beendigung ihres irdischen Lebens befinden sie sich auf weiteren Lernwegen in ihrer eigenen Welt.

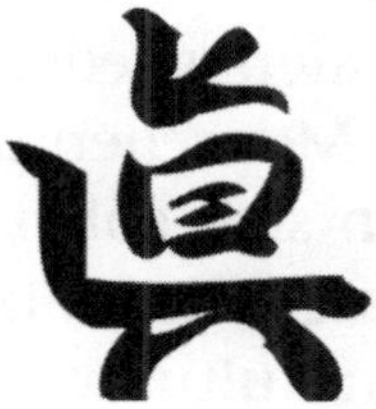

Chinesisch: Zhen = die Wahrhaftigkeit

Unsere Wurzeln

In Korea pflegt man das Andenken an seine Vorfahren traditionsgemäß. Ich finde, das ist eine wunderbare Sitte. Man feiert jedes Jahr die Todestage seiner Eltern und Großeltern. Früher hat man in meiner Familie die Todestage bis zur 4. Generation der Vorfahren geehrt. Hierzu versammelt sich die ganze Familie, bereitet ein richtiges Festmahl zu, schmückt die Ahnentafel, zündet Kerzen an und überbringt Geschenke. Man verneigt sich vor den Vorfahren, dankt ihnen für ihr Leben und zeigt ihnen so, dass sie hochgeachtet sind. Mit lang gedehnten, kräftigen, klaren Tönen besingt man Namen und Abstammung des Verstorbenen und wünscht ihm auf seinem weiteren Weg alles erdenklich Gute. Alle Kinder und Erwachsenen führen zum Abschluss noch einmal rituelle Verbeugungen aus und besinnen sich. Danach feiert die Familie gemeinsam bis tief in die Nacht hinein. Man spricht über die Vorfahren und belebt sie so in der Erinnerung der Lebenden wieder. Auf diese Weise bemühen sich die Menschen um die Pflege ihrer Wurzeln, sammeln sich dabei und machen sich ihre Herkunft immer wieder bewusst.

In christlichen Kulturkreisen wird der kirchliche Totensonntag gefeiert. In manchen Gemeinden auch mit Besuch der Gräber. Aber ein Ahnengedenken im Rahmen der Familie ist weitgehend unbekannt. Ganz besonders, wenn man zu den Vorfahren keine persönliche Beziehung hatte. Nur Berühmtheiten oder große Persönlichkeiten werden erwähnt und man ist stolz auf sie.

Ein Baum wächst aus einer Wurzel. Ohne Wurzel kann er nicht existieren, schon gar nicht wachsen und gedeihen. Unsere Wurzeln sind unsere Vorfahren: Eltern, Großeltern, Urgroßeltern usw. Hier fließt unsere Beziehung zum Leben, die sich fortsetzende geistige Energie. Wir haben von ihnen geerbt, tragen es weiter und vererben es unsererseits – wie zwischen Baum und Wurzel strömt die Energie immer weiter.

Dabei spielen die Taten der Vorfahren keine Rolle. Hier handelt es sich um eine unsichtbare, tiefe, persönliche geistige Verknüpfung. Man kann sagen: „Meine Ahnen sind meine Vergangenheit.“ Seinen Eltern etwas vorzuwerfen oder sie gar zu hassen ist fatal. Ganz gleich, was sie mir angetan haben oder was sie der Welt angetan haben. Unsere Eltern waren auch nur Lernende, sie hatten ihre speziellen Situationen und Umstände und ihre jeweiligen Möglichkeiten und Fähigkeiten. Sie begingen vielleicht manche Fehler oder gar grausame Dinge. Dennoch sind sie meine einzigen Eltern, sie haben mich geboren. Wir haben daher trotz all dem Grund, ihnen dafür dankbar zu sein. Selbst wenn sie mich vor einer fremden Tür ausgesetzt hätten – sie haben wohl ihr Bestmögliches versucht! Dafür sollten wir ihnen Respekt zollen.

Manche Eltern missbrauchen ihre Kinder. Wie sollen wir ihnen dankbar sein? Ich denke, wir können uns klarmachen, dass sie krank waren. Sie waren geistig so schwer krank, dass sie die normale Eltern-Kind-Beziehung nicht aufrechterhalten konnten. Sie haben sogar die Beziehung zu sich selbst verloren. Tief in ihrem Geist ist etwas in Unordnung geraten. Sie brauchen dringend Hilfe und Heilung. Geschädigte Kinder mögen ihren Eltern verzeihen und Mitgefühl für sie entwickeln. Sie sind herausgefordert, in großem und tiefem Umfang ihre Versöhnungsarbeit zu Wege zu bringen. Das ist sicherlich keine leichte Aufgabe, aber sie ist möglich und wichtig.

Diese Menschen können ihr Opfersein zur Meisterschaft umwandeln. Ich habe einige solche Meister persönlich kennen gelernt und erfahren, dass ihre spirituelle Kraft geradezu glänzend ist. Wir haben unser Leben von unseren Eltern erhalten und durch sie im Leben viel gelernt. Das genügt, um vor ihnen unser Haupt zu neigen und ihnen zu danken.

Meine lieben 10tausend Kinder, denkt daran, dass auch Ihr eines Tages Wurzel sein werdet – Wurzel Eurer Kinder und Enkelkinder! Eine kranke oder zerteilte Wurzel verursacht ungesundes und unsicheres Wachstum. Nur eine gesunde Wurzel vermag einen gesunden Baum hervorbringen!

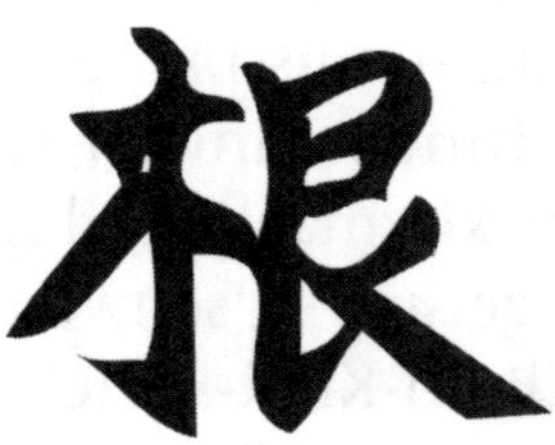

Chinesisch: Ghen = Wurzel

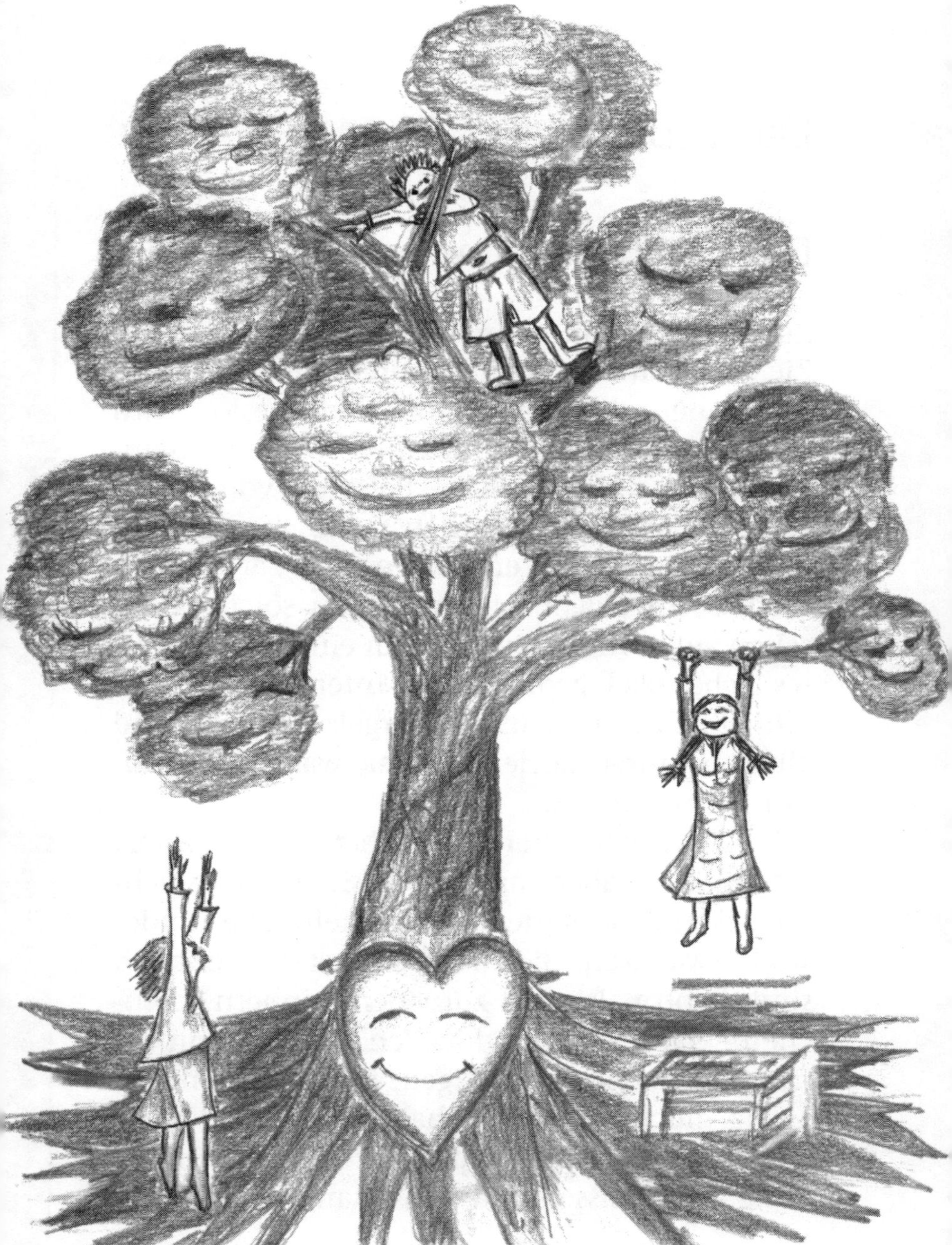

Das Lebensziel

Das Ziel im Hier und Jetzt

Zum Leben und Überleben brauchen wir ein Ziel. Es ist unsere Richtschnur, ohne die das Unternehmen des Lebens orientierungslos wird und scheitert. Typisch für einen solchen Zusammenbruch sind die vielen Beispiele von Managern, die aus dem Berufsleben ausscheiden und kurz darauf schwer erkranken oder gar sterben. Nach meiner Beobachtung haben solche Menschen außer ihrem Beruf kaum ein nennenswertes Lebensziel gepflegt. Ihr Interesse galt ausschließlich dem Beruf. Ihr Ehrgeiz lag einzig und allein bei ihrer Karriere. Nur sie war die Motivation ihres Daseins.

Wenn man ältere Menschen fragt, was sie für ein Ziel haben, antworten sie meistens achselzuckend, sie hätten keines mehr. Die Kinder sind erwachsen, die Arbeit ist getan. Dennoch sind sie oftmals nicht zufrieden, sondern gebrochen, krank und unglücklich. Auch wenn sie nach außen hin bekräftigen, dass sie eigentlich „ganz glücklich" seien, haben sie doch meist keinen wirklichen Frieden im Herzen. Innere Ruhe – das Einssein mit sich – kann jedoch erarbeitet werden. Frieden ist ein wahrhaft glücklicher Zustand. Er ist unser aller Lebensziel, und dieses Ziel liegt niemals außen, sondern in uns, in unserer spirituellen Entwicklung.

Es kommt immer darauf an, im „Hier und Jetzt“ zu leben. Das, was wir an diesem Ort, in diesem Moment erleben, wirkt fort und gestaltet unsere Zukunft. Wenn wir das Jetzt achtlos verstreichen lassen, vergeuden wir unsere Zeit und trüben unsere Zukunft! Haben wir hingegen ein klares Ziel und bemühen uns um Bewusstheit, wird alles in die entsprechende Richtung gelenkt. Spiritualität (=Entwicklung unseres Egos) findet nirgendwo anders statt als in uns und unserem Alltagsleben. Es kommt weniger darauf an, was wir tun, als vielmehr, wie wir es tun. Bei jeder alltäglichen, einfachen Arbeit und bei jeder Begegnung mit anderen Menschen trainieren wir unsere Achtsamkeit, lernen und üben zu lieben.

Jeder soll seinen Platz, auf den er geboren wurde, bewahren, denn er beinhaltet spezielle Aufgaben. Wir können in unserer Familie, unserer Tradition oder Religionszugehörigkeit die zeitgemäßen Probleme erkennen und an ihnen lernen, anstatt vor ihnen zu fliehen. Lebendige, spirituelle Entwicklungen liegen, wie schon gesagt, in ganz realen, alltäglichen Tätigkeiten.

Unsere inneren Wahrnehmungen verbinden uns als Individuum mit unserem eigenen Universum. Durch tägliches Üben nehmen wir diese inneren Empfindungen wahr, lernen, uns mit ihnen zu identifizieren, sie zu sortieren und uns ihnen anzuvertrauen.

Auch bei der geistigen Heilung sollten wir uns auf den gegenwärtigen Augenblick konzentrieren. Die Ursachen der Probleme liegen zwar in der Vergangenheit, doch können wir Früheres nicht ungeschehen machen. Wir leben JETZT und sind in der Lage, jetzt einen Lösungsweg zu finden. Wir brauchen weder uns selbst noch anderen Vorwürfe zu machen oder in der Vergangenheit zu wühlen.

Das Ziel als Richtschnur unseres Lebens

Die meisten von uns stellen im Alter fest, dass ihre Jugendträume im Großen und Ganzen in Erfüllung gegangen sind, vielleicht etwas anders, als sie es sich vorgestellt hatten, aber immerhin in ähnlicher Form. Unsere Träume und Wünsche sind unser Ziel, sie geben uns Halt und weisen uns die Richtung auf unserem Weg zur Erfüllung unseres Lebenssinns.

Eine aufrichtige Lebensführung ist abhängig von dem gesetzten Ziel. Ohne ein festes Lebensziel irrt ein Mensch orientierungslos umher. Jeder, der Probleme mit seiner Lebensführung hat, sollte daher seine Ideale und Gedanken überprüfen. Am besten notiert man seine Ideen und Wunschvorstellungen in ein Heft und formuliert dann daraus seine Ziele. Ein Ziel sollte unbedingt realistisch sein, das heißt, dem eigenen Wesen und der eigenen Begabung entsprechen und auch die jeweilige Lebenssituation (Umfeld) berücksichtigen.

Der Weg zum endgültigen Ziel können wir grob in Zeitabschnitte einteilen, die Unterziele beinhalten, z.B.: „In zehn Jahren möchte ich das... verwirklicht haben, deswegen will ich spätestens in fünf Jahren an dem und dem Punkt angelangt sein. Im nächsten Jahr möchte ich folgendes umsetzen... Um das erwünschte Ziel zu erreichen, will ich mein Tagesziel realistisch konzipieren und es jeden Tag aufs neue mit all meinen Kräften ansteuern."

Bei dieser Arbeit hilft ein Tagebuch sehr, in das man die getanen Schritte eintragen und sich überprüfen kann, ob und inwieweit man seinem Endziel treu bleibt.

Über die Zielstrebigkeit sagte Buddha einmal: „Man sollte die Saite nicht zu stramm und auch nicht zu locker spannen, wenn man einen schönen Klang aus dem Instrument herauslocken will."

Veränderung der Zielvorstellungen

Ein Kind hat sein Ziel im Wesentlichen im Bereich des Lernens, nachahmen, entdecken und Erfahrungen sammeln. Es hat ein Vorbild (oft die Eltern), sehnt sich danach, auch so zu sein, es eifert nach und träumt. Manchmal ist das Ziel so hoch gesteckt, dass das Kind übermäßig wetteifert, und manchmal ist der Traum so fern, dass es tagträumerisch wird.

Als junger Mensch sieht man sein Lebensziel meistens im Bereich des Erwerbens, Eroberns und Besitzens. Berufswünsche, Geld verdienen, Karriere machen, eine Familie gründen, ein Haus bauen usw.

Im mittleren Alter gewinnt das Pflegen von ideellen Werten als Ziel zunehmend an Bedeutung. Man will sein Leben schöner gestalten, Gesellschaft pflegen und auch für die Sicherheit der eigenen Zukunft sorgen, Kinder großziehen und seine Macht vergrößern.

Oft sind wir uns unseres Lebensziels aufgrund der alltäglichen Anforderungen und Ablenkungen gar nicht bewusst. Manchmal scheint unser Ziel auch einfach darin zu bestehen, aus unseren Problemen herauszukommen. Da das Leben in der zivilisierten Welt größtenteils nach außen orientiert ist, sehen viele ihr Lebensziel logischerweise auch im äußeren Bereich. Wir erleben dann, wie Mütter aus allen Wolken fallen, wenn ihre Kinder „plötzlich" erwachsen und selbständig werden und das Elternhaus verlassen. Diese Mütter hatten ihren ganzen Lebensinhalt in der Kinderversorgung gesehen.

Manche Menschen haben nicht nur ihr Leben äußerlich ausgerichtet, sondern klammern sich zudem an anderen fest, den Kindern oder dem Beruf, um ihren vermeintlichen Lebenssinn nicht zu verlieren. Natürlich sind Kinder oder der Beruf wichtig, sie sind Teil unserer Lebensaufgabe und Herausforderungen, an denen wir wachsen und lernen, aber sie sind nicht unser Lebensziel. Das wirkliche Lebensziel liegt in der Inneren Entwicklung.

Entwicklung als Lebensziel

Innere Entwicklung geschieht durch spirituelle Umwandlung, Transformation.

Für diejenigen unter uns, die ihrem inneren Weg treu folgen, kann am Ende ihrer Entwicklung die vollständige Umwandlung in eine andere energetische Daseinsform stehen. Realistisch betrachtet werden jedoch die meisten diesen Zustand noch nicht erreichen, sondern sterben. Das Sterben ist das Ende unseres körperlichen Lebens, also der größte Umwandlungsmoment. So gesehen liegt das Lebensziel von uns allen zunächst im Sterben. Über den Tod habe ich bereits gesprochen, dennoch möchte ich hier noch einmal verdeutlichen: Es kommt im Leben wie im Tod darauf an, wie wir die Situation meistern: aktiv und freiwillig? Passiv, angetrieben, gezwungen? Sind wir gütig? Aggressiv? Und vor allem: Was wollen wir umwandeln? Unseren eigenen Tod zu akzeptieren ist viel zu wenig. Er ist unser Lebensziel und will daher gut bedacht und vorbereitet sein!

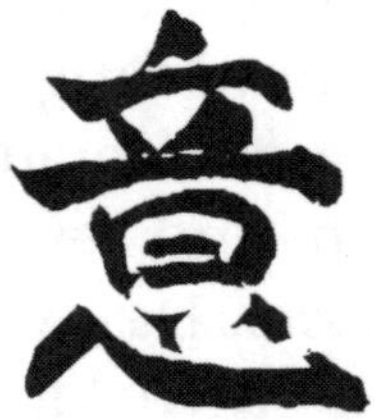

Chinesisch: Yi = die geistige Kraft

Schlussbemerkung

Meine lieben 10tausend Kinder, ich hoffe, dass ich Euch einige Anregungen geben und Euch dabei bestärken konnte, Euren Weg zu Euch selbst zu gehen und dabei Euer eigener Meister zu werden.

Ich wünsche Euch die Geduld und liebevolle Achtsamkeit mit Euch selbst und Eurer Umgebung, die notwendig sind, um diesen Weg zu gehen. Möge es Euch wohlergehen!

Von Herzen, Eure Chong-Mi

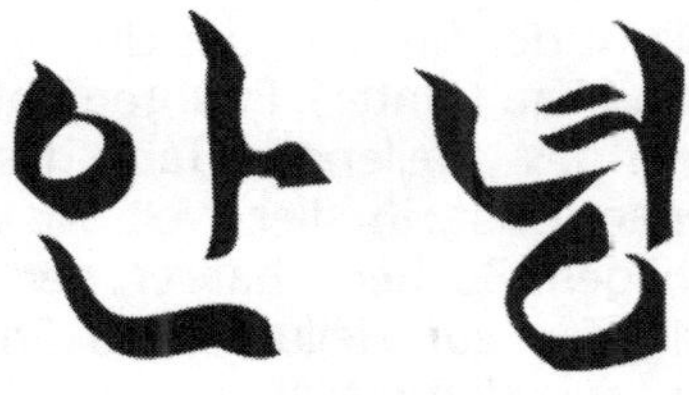

Koreanisch: An-Nyung = das Wohlergehen

Anhang

Anmerkungen

[1] Die Taoisten sind nach uralter chinesischer Lebensanschauung an sich arbeitende, übende Menschen. Taoismus ist die Lehre vom Energiefluss, der Verbindung zwischen Natur und Mensch.

[2] Adressen von Taolehrern sowie Informationen zu Workshops, Seminaren und Ausbildungen sind über die Website des Tao-Gardens www.universal-tao.com und www.taogarden.com oder bei Healing Tao Europa, Lisbeth Gavgen, CH-8800 Thalwil, Fax: (41)-01-720 10 50, E-Mail: taoeurope@datacomm.ch zu erhalten

[3] Chi-Nei-Tsang ist eine alte taoistische Heilmassage, die in der „Living Tao" intensiv gelehrt und geübt wird. Sie wird hauptsächlich im Bauchraum angewandt, ist von jedem zu erlernen und kann sowohl bei sich selbst als auch bei seinen Mitmenschen ausgeführt werden.

[4] Adressen von Healing-Tao-Lehrern siehe www.healing-tao.com. oder bei Healing Tao Europa.

[5] Mantak Chia ist der Gründer des Universal Tao Centers (alter Name: Healing Tao Center). Er unterrichtet seit über 30 Jahren sein System des „Heilenden Tao" das er kürzlich in Living Tao umbenannt hat, in aller Welt. Als Autor und Co-Autor von unzähligen Büchern hat er den Taoismus, im System des Living Tao zur Heilung und Entwicklung von Körper, Geist und Seele dargestellt.
Unversal Tao in Thailand (Tao-Garden/Chiang Mai, Tel. +66-53-49- 56 bis 9, Fax: +66- 53- 49 58 52) Fax & Voice-Mail von Europa: +31- 20- 152 41 37,
Web: www.healing-tao.com e-maile: taogarden@hotmail.com

[6] Der „Kleine Energiekreislauf" ist eine Übung zur Harmonisierung der Körperenergie, die den Hauptenergiebahnen entlang fließt.

Literaturempfehlungen

Abelar, Taisha: Die Zauberin; Scherz Verlag, München, 1994

Chia, Mantak: Tao Yoga des Heilens; Ansata Verlag

Chia, Mantak: Tao Yoga der Liebe (für den Mann); Ansata Verlag

Chia, Mantak: Tao Yoga der heilenden Liebe (für die Frau); Ansata Verlag

Chia, Mantak: Tao Yoga – heilende Massage; Ansata Verlag

Chia, Mantak: Das heilende Tao; Eigenverlag

Chia, Mantak: Tao Yoga des Heilens; Ansata Verlag

D'Adamo, Peter, Whitney, Catherine: Vier Blutgruppen; Piper Verlag, München 1999